Ba**3**se

Fundamento/Teoría/Praxis

de la
Naturopatía

© 2010, Marcos Vélez Cabezuelo

Diseño de cubierta: Xavi Gual

Primera edición: Abril 2010

ISBN: 978-84-9916-872-2
Depósito legal: M-30843-2010
Impreso en España por: Bubok
Printed in Spain

Agradecimiento

Este libro tiene una gran deuda con muchas personas, pues, conforme el libro crecía y evolucionaba, diferentes amigos han puesto su tiempo, esfuerzo y dedicación por mejorarlo.

La principal deuda la tengo con mi pareja Maribel y dos seres entrañables José Luis y Laura, pues si tengo poco tiempo, con este libro les he pedido un nuevo sacrificio. Ellos me veían trabajar en el ordenador y me querían ayudar; seguramente ésta ha sido la verdadera inspiración del libro, mis pequeñas musas.

Especialmente quería agradecer la profundidad de análisis y sabiduría de:

Manuel Navarro, por su asesoramiento en el estudio de la historia Naturopatía.
Ángel Sainz Fontaneda, por el apoyo dedicado y confianza puesta en este proyecto
Odina Capo, por las horas compartidas en L´hortet, narrando de viva voz los principios del Naturismos la Trofología en España
Xavi Gual, por su apoyo, esfuerzo y colaboración incondicional sin límites a este sueño.
Con Garcia, por el empeño y labor en defensa de las Métodos Naturales de Salud.
Jordi Vea, por ser simplemente Jordi

Y especialmente a D. Nicolás Capo, D. José Castro y D. Diego Prieto que confiaron en que la Naturopatía llegaría a tener el estatuto social y científico que merece.

Mi mayor gratitud y cariño a todos y cada uno de ellos que desde el primer momento comprendieron el proyecto de este libro y supieron dedicarle también su tiempo y análisis.

EN MEMORIA

De aquellos profesionales de la Naturopatía que han hecho posible la sistematización de este área del saber humano.

Benedect Lust
John Bastyr
Juan Steve Dulin
Rosendo Argüello
Henry Benjamin
P. Marchesseau
José Castro
Nicolás Capo
Domingo Bellsolá
Diego Prieto

Índice

BLOQUE TEMATICO	TEMAS	PAGINA
I	Fundamentos Filosóficos de la Naturopatía	9
II	Fundamentos Epistemológicos de la Naturopatía	34
III	Fundamentos Ontológicos	81
IV	Clasificación sistemática e integradora de la Naturopatía	152
V	La enseñanza de la Naturopatía	181
VI	EL perfil profesional del Naturópata	189
Epílogo		204

PREFACIO.

El objetivo fundamental de este trabajo es presentar un material donde se recogen los elementos fundamentales que constituyen el soporte para demostrar la existencia de la Naturopatía como área del saber autónomo de carácter transdisciplinario.

La necesidad de la existencia de una parcela del saber humano que tiene que encargarse del estudio científico de la salud en su vertiente natural. También se plantea la necesidad de esta parcelación por cuestiones puramente de resultados objetivos, ya que subsumirla en otras áreas de conocimientos de carácter sanitario plantearía un problema de índole metodológico y por ende de carácter tecnológico y praxiológico. Por tanto el respaldo oficial a esta área del saber es prioritario para que los resultados de la investigación reviertan positivamente en la salud de la sociedad. Recoger el elenco de conocimientos y prácticas, hoy disperso en multitud de prácticas empíricas, aproximaciones científicas y auténticos resultados científicos tienen que cristalizarse en una ciencia que lo sistematice y le de su carácter práctico.

Y esta ciencia que sistematiza todo el conocimiento existente acerca de las prácticas de Métodos Naturales de Salud se denomina histórica y socialmente **NATUROPATÍA**.

Así pues para conseguir estos objetivos es necesario que el alumnado, profesional, lector etc…, interesado en la Naturopatía tenga muy claro, desde el comienzo, cual es la Ciencia y Arte que está estudiando, y/o practicando. También el profesorado debe situarse en las coordenadas paradigmáticas para poder impartir con claridad estos conocimientos.

Introducción

El concepto de salud y enfermedad está cambiando en su devenir social e histórico. La demanda, cada vez más crecientes, de servicios de salud basados en Métodos Naturales hace que se esté buscando su concreción en un área del saber humano y en su correspondiente profesional que sistematice estos conocimientos y los ponga en prácticas. Esta área del saber humano, entendemos que es la Naturopatía, y ese profesional cualificado es el Naturópata. Por tanto se exige la demostración de esta afirmación.

Elaborar una Teoría de la Naturopatía es el primer paso necesario para fundamentar el hecho de su existencia como área del saber humano, tanto en su vertiente teórica como en la práctica. La construcción teórica parte de una serie de preguntas para las cuales las respuestas van a dar el sentido estructural a la existencia de la Naturopatía. Dichas preguntas podrían ser las siguientes:

- ✓ *¿La Naturopatía es una ciencia o es un saber exclusivamente empírico?*
- ✓ *¿La Naturopatía es un saber autónomo o es una parte de la medicina?*
- ✓ *¿La Naturopatía puede tener su estatus dentro del marco de las Ciencias de la Salud o de las Medicinas alternativas?*
- ✓ *¿La Naturopatía tiene un claro y definido marco conceptual o toma prestados sus conceptos de la medicina o áreas sanitarias?*
- ✓ *¿Existe una definición clara de Naturopatía que le de un soporte de diferenciación en el marco de las Ciencias de la Salud?*
- ✓ *¿Existe una clasificación sistemática de la Naturopatía, al igual que ocurre con otras áreas del saber humano?*
- ✓ *¿Existe una serie de elementos que conformen la praxis naturopática claramente diferenciados y diferenciadores de otras praxis sanitarias?*

✓ *¿Existe un perfil profesional del Naturópata que no entre en conflicto socio-laboral con otros profesionales de la salud?*

✓ *¿Se puede elaborar un curriculum para la Naturopatía que conlleve un encuentro armonioso con las otras disciplinas de las Ciencias de la Salud?*

✓ *¿Da respuestas la Naturopatía a los grandes retos que se plantean sobre la salud en la sociedad contemporánea?*

✓ *¿Existen estructuras profesionales, tanto en el ámbito de conocimiento como deontológico, para asistir a la demanda social?*

✓ *¿Es una realidad laboral, hoy en día, la Naturopatía o solamente es un subproducto del intrusismo pseudocientífico?*

✓ *¿Existe una casuística Naturopática o simplemente una suma de terapias naturales sin orden ni concierto?*

✓ *¿Se puede hablar del ámbito natural de la salud con su correspondiente procedimiento científico?*

A todas estas preguntas, y algunas más, vamos a dar respuesta para poder ir configurando una Base de la Naturopatía que sustente su epistemología, su metodología, su tecnología y su praxiología; y así dar cuenta de una realidad latente que solo hace falta que dé ese pequeño paso hacia la sistematización y formalización de sus enunciados y praxis, que es lo que verdaderamente le va a dar su aceptación tanto en el plano científico como en el social.

BLOQUE TEMATICO I
Fundamentos Filosóficos de la Naturopatía

Objetivos

Los objetivos específicos que se abordarán en este Bloque Temático pueden concretarse en los siguientes puntos:

- Comprensión clara de la dimensión natural del ser humano y de su atributo salud

- Tener una visión global de la relación persona-salud a lo largo de la historia y situar la Naturopatía en su paradigma

- El estudio de los fundamentos filosóficos de la Naturopatía sabiendo distinguir estos fundamentos de la praxis científica y profesional.

Y para el cumplimiento de estos objetivos lo desarrollamos en los siguientes Temas:

TEMA 1.- La Naturaleza como marco de reflexión antropológica. Constituyentes del complejo holístico Persona. Proposiciones.

La Naturaleza como marco de reflexión antropológica nos lleva a encontrarnos con una realidad evidente. **La dimensión natural del ser humano.** La existencia de esta vertiente humana nos induce a plantearnos la naturalidad del fenómeno Salud con su consiguiente enfoque disciplinario. En este sentido, la deducción lógica de una vertiente natural de la salud conlleva que se busquen los elementos axiomáticos que importan un conjunto de realizaciones metodológicas y praxiológicas hacia la adecuada comprensión teórica y práctica del fenómeno salud en esta vertiente natural.

En este esquema vemos reflejado este fundamento filosófico. El ser humano se constituye como el conjunto de estas tres grandes confluencias:

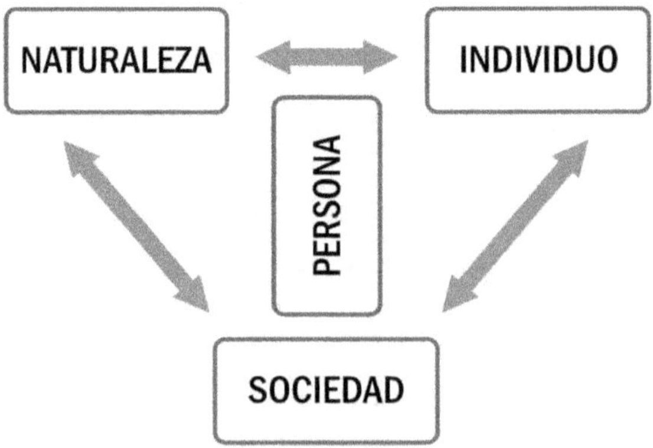

La dimensión individuo con su soporte biopsíquico; la dimensión sociocultural; y la dimensión Naturaleza, en sentido físico (biosfera) y en sentido existencial. Estos tres elementos están sistemáticamente relacionados entre sí conformando el complejo holístico que denominamos Persona.

Y de aquí podemos enunciar la siguiente **proposición:**

1º Si la dimensión Naturaleza obliga, como marco de referencia, a una toma de postura que integra los demás elementos. Ni el individuo ni la sociedad pueden vivir de espalda al hecho natural, puesto que forman con él una unidad estructural inseparable

2º Si la Persona, como elemento integrado e integrador, conlleva una serie de atributos que le conforman como ser existente para comprender la cotidianidad y la trascendencia, para desenvolverse de una manera auténtica con las cosas del mundo. Dentro de estos atributos tenemos la Salud, como expresión del estado de ser armónico, siendo esta armonía expresable en función del parámetro Naturaleza.

3º Entonces la Salud de la Persona tiene una dimensión Natural. Lo cual quiere decir, en la práctica, que para vivenciar la Salud tiene que ser en armonía con la Naturaleza; y en la teoría, que tiene que existir una disciplina que estudie esa vertiente Natural de la Salud.

TEMA 2.- Etapas de la vivencia de la salud en la relación del ser humano con la Naturaleza. Ciclo de Adaptación, Dominio e Integración.

En síntesis histórica se puede clasificar en los siguientes ciclos, la relación del ser-humano con la naturaleza:

Primer Ciclo.- La primera relación es la de **ADAPTACION.** En ese ciclo, el ser humano vive en una armonía dictada por los imperativos mitológicos y religiosos. La ADAPTACION se entiende como un proceso inconsciente de vivencia de la Naturaleza.

Segundo Ciclo.- La segunda relación es la de **DOMINIO.** En ese ciclo se produce el proceso de DOMINIO de la Naturaleza por el ser-humano mediante el comienzo de la razón y, por tanto, del conocimiento científico. Es el salto del "Mito al Logos", donde la razón-ciencia se convierte en el elemento dominador de la Naturaleza.

Tercer Ciclo.- La tercera relación es la de **INTEGRACION.** En este ciclo da comienzo el proceso de INTEGRACION en la Naturaleza mediante el respeto fundamental a los dictados de las Leyes Naturales. Esta adaptación consciente se produce mediante la comprensión de los fenómenos naturales y su incidencia tanto en el individuo como en la sociedad. La actitud de Integración también se da como consecuencia de los nuevos modelos científicos y de la recuperación de los modelos tradicionales de convivencia con la Naturaleza.

Esta visión cíclica de la relación del ser-humano con la Naturaleza nos lleva a observar que el concepto de saludo, o la vivencia del atributo salud, está relacionada con la concepción de la relación individuo-sociedad-naturaleza.

En el primer ciclo de **ADAPTACION**, el concepto de salud tiene que estar asociado a la visión mitológica y religiosa del mundo, por tanto, en esta etapa podemos hablar de Culto a la Salud como proceso de adaptación armónica a las leyes naturales; no existe todavía el concepto de enfermedad como algo opuesto y separado del concepto salud ni como algo maligno y perverso que haya que combatir.

En el segundo ciclo de **DOMINACION,** se produce la separación dialéctica entre salud y enfermedad, es decir la enfermedad como opuesto a la salud; por tanto para tener salud hay que combatir a la enfermedad. Es el comienzo de la lucha contra el mal llamado "enfermedad" es el comienzo de la Medicina, en esta etapa podemos hablar de **Miedo a la Enfermedad.**

En el tercer ciclo de **INTEGRACIÓN** el concepto de salud va asociado a una visión integradora y holística del mundo donde salud y enfermedad ya no están separadas dialécticamente sino que forman parte de un todo orgánico. La Salud se concibe como algo más que ausencia de enfermedad, es un equilibrio dinámico, físico, mental, social, ecológico, transpersonal e histórico. En este ciclo el término enfermedad desaparece del vocabulario como elemento negativo de la existencia humana, como el mal divino o natural para dar paso a una concepción positiva enfocándola en el concepto salud, es el comienzo de las Ciencias de la Salud, donde se encuentra enmarcada la Naturopatía; en esta etapa podemos hablar de **Cultura de la Salud.**

Resumiendo las ideas anteriores podemos establecer el siguiente esquema:

ADAPTACION	CULTO A LA SALUD	MAGIA
DOMINIO	MIEDO A LA ENFERMEDAD	MEDICINA
INTEGRACION	CULTURA DE LA SALUD	CIENCIAS DE LA SALUD

TEMA 3.- Los orígenes Filosóficos de la Naturopatía: Naturismo, Vegetarismo e Higienismo. El deber ser como eje fundamental de la Naturopatía.

Siguiendo el argumento planteado en los temas anteriores, los fundamentos filosóficos de la Naturopatía se sitúan dentro del concepto biopsico-sociocultural: La armonización con la naturaleza, la responsabilidad personal de la salud y el compromiso social.

La Naturopatía, al igual que otras áreas del saber humano tiene unos fundamentos filosóficos que le dan el soporte para comenzar su andadura como conocimiento científico, siendo, de igual manera, los que le van a dar su propia idiosincrasia dentro del área de las Ciencias de la Salud. Estos fundamentos son:

El Naturismo   El Vegetarianismo   El Higienismo

1.1   Introducción

Naturismo y vegetarismo son términos sinónimos en realidad y aún más en la práctica. El Naturismo de los griegos corresponde al vegetarismo de los romanos, y ambos constituyen un mismo sistema con idéntico origen y finalidad.

Los griegos basaron su moral en el principio de "vivir de acuerdo con la Naturaleza" (naturismo), puesto que pensaban que ésta era la manera más eficaz de favorecer la evolución de la especie.

Los romanos, por su parte, fundaban la moral en la "conservación de la vida", al considerar que dicha conservación era el mejor medio de ayudar también a la evolución.

1.2   El Vegetarianismo

DEFINICION E INTRODUCCION HISTORICA

Vegetarismo procede del latín *vegetus*₁ que significa "completo, fresco, jubiloso, alegre, lleno de vida", tal como se utilizaba en el antiguo término latino de *homus vegetus* aplicado a una persona vigorosa, física y mentalmente, o de *ingenium vegetum* que equivalía a genio. Este fue el sentido que muchos autores romanos, entre los cuales Séneca, Lucrecio y Plinio, dieron al término vegetus.

Al comprobarse que el mejor medio para alcanzar la perfección y plenitud salutífera era mediante una alimentación de carácter vegetal, muchos individuos, comenzaron a denominar de manera impropia, como vegetarianos, a todos los que se alimentaban de vegetales. Para subsanar este error, veamos cual es la etimología de vegetal: "Vegetal" deriva del latín vegetabilis que significa "que tiene el poder de crecer", como sucede con las plantas, y el término vegetare que significa "crecer". Así pues, la etimología de los dos conceptos es diferente, por tanto sería más apropiado denominar al que come exclusivamente vegetales "vegetaliano", o, como también se suele denominar, "veganista".

Históricamente el término vegetariano fue acuñado por la Bristish Vegetarian Society, según explica su primer secretario Geoffrey L. Rudd: "Fueron los vegetarianos ingleses quienes utilizaron por primera vez la palabra vegetariano, en 1842, al encontrar inadecuados los términos de dieta vegetal y "dieta sin carnes". Por tanto un vegetariano es algo más que un comedor de frutas y vegetales (comeplantas), es una persona que intenta vivir de acuerdo a las Leyes de la Naturaleza. Así pues, el vegetarismo o vegetarianismo incluye en su significado tanto las reglas dietéticas como otras normas higiénicas y filosofía de la vida, que en su conjunto tiende a mejorar al ser humano, y, por tanto a la humanidad, tanto en su aspecto psíquico, mental y espiritual.

PRINCIPIOS BASICOS DEL VEGETARIANISMO

El vegetarianismo se fundamenta en los siguientes principios:

a) <u>Ética y moralidad</u>

La razón más antigua del vegetarianismo es posiblemente el rechazo a comer carne por razones éticas y morales. El vegetarianismo es una filosofía milenaria basada en la idea de que los animales requieren la misma compasión, y tienen el mismo derecho a la vida, y respeto que los seres humanos. Este punto de vista puede haber surgido de una orientación religioso-filosófica, como la del Hinduismo o el Budismo, pero hoy en día el fundamento ético es independiente de cualquier creencia religioso-filosófica.

b) <u>Salud</u>

La salud y la higiene han sido motivos tradicionales para adoptar una dieta exenta de carnes, y tienen más fundamento a medida que se descubre mayor toxicidad química en la carne y en el medio ambiente. El movimiento vegetariano inglés y americano partió de las enseñanzas dietéticas de tres personas: el reverendo Silvester Graham, inventor de las galletas Graham; Ellen White, uno de los fundadores de los Adventistas del Séptimo Día, y el Dr. John Harvey Kellog, quien ideó el desayuno a base de cereales que lleva su nombre. White, Kellog y otros reformistas del siglo XX eran Adventistas del Séptimo Día que adoptaron el principio bíblico "el cuerpo humano es el templo de Dios", por tanto éste no podía ser contaminado por alimentos insanos como la carne, el alcohol y otros estimulantes y drogas. Este movimiento de reforma dietética estuvo ligado al vegetarianismo durante el siglo pasado. Al igual que los vegetarianos actuales, los reformistas pensaban que una dieta vegetariana era más natural e higiénica, y advertían que el consumo de carne acarrea enfermedades y problemas digestivos.

c) Estética

George Bernard Shaw fue vegetariano por cuestiones estéticas, aunque la salud y la economía también intervinieron en su opción. Shaw no quería comer "cadáveres". Muchos comparten su punto de vista; los vegetarianos por razones estéticas sostienen que un plato de frutas es placentero al ojo y a la boca en su condición natural, mientras que la vista y el olor de los animales muertos repugna. La estética ejerce la función importante a la hora de elegir los alimentos. Muchas personas no comerían carne si tuvieran que matar y cortar al animal, incluso muchos de quienes lo realizan reconocen su disgusto por esta labor.

d) Ecología y Economía

Estas son fundamentos actuales para evitar la alimentación cárnica. El argumento ecológico motiva a las personas interesadas en apoyar su alimentación en las formas más primarias de la cadena alimenticia. Quieren evitar su participación en el esquema alimenticio occidental que desaprovecha y esquilma la tierra, el agua el aire y la energía. Una dieta a base de vegetales consume mucho menos recursos y trata con más cuidado nuestro frágil medio ambiente.

Los fundamentos económicos se asientan en que la producción comercial de carne alimenta a pocas personas a costa de otros muchos. El grano de cereal que podría nutrir directamente al ser humano se utiliza para alimentar animales. Los cadáveres de estos solo devuelven una pequeña fracción de las proteínas que perciben.

Para concluir, traemos a cita la obra de José Castro "Mis reformas e innovaciones al vegetarismo" (Valencia 1964), donde asienta estos presupuestos básicos del vegetarianismo:

> "La salud global, pende y depende de tres factores: comer, beber y respirar. Nada más. El resto es normalidad moral.
> La generalidad de la humanidad, come enfermedad. Luego es justo que se halle enferma.
> La generalidad de la humanidad, bebe enfermedad. Luego es justo que sea patógena. Y cada día más. Casi todo el mundo respira aire patógeno o defectuoso. Luego la alimentación dinámica, tóxica o defectuosa conduce a la enfermedad. Justo es que haya enfermo.
> El reumatismo no se contagia. Se come o se hereda. O las dos cosas a la vez.
> El abuso de albúmina animal origina sangre ácida – acidemia -. Esta es la base del reumatismo. Luego el reuma se come. No comiéndolo no se tiene. Justo.
> También el abuso de albúmina vegetal conduce a la acidemia y origina reuma. Las leguminosas secas son reumógenas. Estas balas proteicas serán agradables y nutritivas, pero estropean el aparato digestivo y los riñones y, a la vez, originan reuma.
> Los derivados animales, huevos y quesos, son tan reumógenos como las carnes y pescados. No rebajo nada.
> Si la humanidad no comiera carnes, ni pescados, ni mariscos, no padecería reuma, si a la vez no comiera leguminosas secas, ni quesos ni huevos. Estos alimentos, que tanto se comen, son responsables de las varices, hemorroides, reuma y todas las calamidades artríticas, reumáticas.
> Nada ni nadie puede curar el artritismo. Sólo una alimentación antirreumática cura de raíz esta calamidad humana.
> Las personas heredoartríticas, o con diátesis reumática, si no adoptan el vegetarismo, hipoalbuminoso, serán reumáticos toda la vida y morirán prematuramente, rabiando de dolores

> Saber comer salud. No padecer enfermedad. Mantener un grado constante de alegría normal, es la verdadera gran felicidad humana. Esto me lo enseñaron cincuenta años de buen vegetarismo. Y de muchos millares de artríticos, que han conquistado el derecho a la salud comiendo salud."

1.3   El Naturismo

DEFINICION E INTRODUCCION HISTORICA

El Naturismo tiene varias acepciones, entre ellas:

> Orientación científica opuesta al antropocentrismo, que, negando la sumisión del ser humano, en su dimensión natural, al orden cósmico general preestablecido, quiere reformar éste, convirtiendo en ley el improceder humano.
> Doctrina de origen estoico, que propugna un régimen de vida conforme a las leyes de la naturaleza humana.
> Criterio médico hipocrático, o arte de curar por la vía que lo hace espontáneamente la naturaleza de cada enfermo.

Esta última acepción es la que ha dado lugar a la confusión sistemática del naturismo como doctrina médica o especialidad médica, ya que identifica naturismo con medicina hipocrática, medicalizando (sesgo del historicismo sanitario) un concepto que en el pensamiento griego fue utilizado como paradigma de compresión de los fenómenos naturales (la fisis, fisiología –estudio de la naturaleza)[2].

El Naturismo es una filosofía de vida[3], individual y colectiva, que tiende a armonizar la conducta y actitudes del ser humano con respecto a sí mismo y a su entorno natural, del cual procede y forma parte. Dicha filosofía se remonta históricamente al momento en que el mundo griego[4] se empieza a observar la Naturaleza de una manera racional y a tener una actitud ante la misma; por consiguiente, el naturismo no significa la idea de ir hacia la animalidad o primitivismo, sino salir de esa animalidad pero por medios morales y plenamente naturales. Para ser un buen naturista hay que practicar tanto lo físico, como lo psíquico y lo moral. El lema del Naturismo es la perfección física, intelectual y moral a un mismo tiempo, y la mejor manera de lograrlo es favorecer la conservación de la existencia y vivir de acuerdo con la Naturaleza.

Para conservar, recuperar y mantener la salud el naturismo recomienda: ciertas dietas, baños de agua, sol, aire y vapor, ejercicios físicos, ayuno. Y para terminar, comida sana u nutritiva a base de alimentos en plena consonancia con la Naturaleza.

PRESUPUESTOS BÁSICOS DEL NATURISMO

Desde este punto de vista J. Steve Dulin, nos dice cuales son los factores naturales de la vida sana que preconiza el Naturismo, a saber:

> La vida aparece y se conserva únicamente cuando se congregan condiciones físico-químicas favorables (calor, humedad, luminosidad, aire oxigenado, alimentación adecuada y suficiente.
> La conservación de la existencia depende, sin lugar a dudas, de LEYES NATURALES que no pueden ser transgredidas impunemente.
> La vida sana, el alcance a todos los medios materiales y culturales necesarios para la plena expansión de la personalidad, en libertad y en pie de igualdad, en armonía y en paz con nuestros semejantes son, sin lugar a dudas, los supremos objetivos de toda civilización humana. La eficiencia de un método de higiene, de un sistema económico u de una organización social, se demuestra con la medida en que han favorecido el logro de esos objetivos.

Una visión del Naturismo a la más vieja usanza nos la proporciona el artículo de la editorial de la Enciclopedia de la Salud (página 198-199, nº 79, Tomo VIII. 1958. Ediciones Pastor) titulado "Humanismo, Naturismo, Cooperación" donde manifiesta:

"¿No está el ser humano (como todos los demás seres vivientes) supeditado a las LEYES NATURALES? ¿Es posible transgredir impunemente esas leyes? ¿No es elemental lógica admitir (como lo proclamaron los verdaderos sabios de todos los tiempos) que una vida conforme a esas leyes condiciona nuestra salud y nuestra longevidad normal? ¿Puede llamarse higiene a una ciencia que no tiene en cuenta el orden natural específico? ¿No es lo más racional admitir – con Hipócrates- que "lo que preserva la salud cura la enfermedad"? ¿No es absurdo pretender "curar" a un enfermo sin eliminar la toxemia que constituye la verdadera causa de su enfermedad? ¿No equivale a sostener que se puede vivir sano sin respirar aire puro, sin luz solar, sin un mínimo de ejercicio, sin higienizarse y alimentarse racionalmente, sin pensar y sin obrar con rectitud? Es para nosotros evidente que una adaptación razonable a nuestras condiciones naturales y fisiológicas de vida es la verdadera senda de la salud. Por eso somos NATURISTAS".

El Naturismo se fundamenta prácticamente en los mismos principios que el vegetarismo. Veamos algunos ejemplos:

> El ser humano no es un animal carnívoro ni omnívoro sino plenamente vegetariano y frugívoro.
> Una vida naturista puede demorar eficazmente la aparición de los factores degenerativos de la edad.
> La moral naturista engendra la posibilidad de que se ejerza un control estricto sobre nuestros actos y representa como una puerta que conduce al bienestar y a la vez intercepta el paso a todo lo que puede resultarnos nocivo o perjudicial.
> Sobriedad en las comidas. El apetito es una falsa necesidad de comida, mientras que el hambre es natural.
> Moderación de toda clase de alimentos y bebidas. Cumplir con las reglas de higiene vital.

Y, como veremos más adelante, también se basa esencialmente en los mismos fundamentos que el higienismo.

Como ejemplo de la sinonimia entre Naturismo y Vegetarianismo, traemos a cita los Estatutos de la Sociedad Vegetariana-Naturista de Valencia (fundada en 1918) donde dice: "DE LOS FINES: Artículo 2º. Los fines de la sociedad son los de aunar los esfuerzos de sus asociados para el desarrollo y fomento de la práctica del vegetarianismo y naturismo..."

También, en esta línea, el fundador de la primera Asociación Vegetariana de Alemania (1867), Eduard Baltzer[5] 1814-1887) afirmaba que la humanidad cavaba su propia tumba y debía volver a los dictados de la Naturaleza; exponía que el régimen dietético sin carne, conducía a la persona a la perfección, creando armonía en el cuerpo, alma y mente, lo que se hacía extensivo a toda la humanidad.

1.4   El Higienismo

DEFINICION E INTRODUCCION HISTORICA

El término higiene proviene del griego *Higeia*[6] que significa sano, en buena salud, saludable. Este concepto de saludable pasó a concretizarse en una diosa, *Higia* diosa de la salud, por tanto higienismo significaría, etimológicamente, movimiento que pretende buscar la salud; pero dado que este movimiento salutista comenzó denominándose Higiene Vital, habría que añadir a la definición etimológica "la salud en armonía con las leyes de la Naturaleza". Así pues Higienismo, en su sentido histórico, significa: Buscar la salud, mantenerla y acrecentarla por medio de la armonización consciente del ser humano con las Leyes de la Naturaleza[7].

Históricamente el movimiento higienista surge durante el primer cuarto del siglo pasado, hacia 1820, en los EE.UU. denominándose Higiene Vital y que posteriormente dio lugar a lo que actualmente se denomina con el nombre de Higienismo. Entre sus fundadores se encuentran: Graham, Jenning, Trall, Taylor, Tilden, Walter, Page, Densmore, Alcott, Oswald, Dewey y otros[8], siendo su figura más destacada la de Herbert Shelton.

PRESUPUESTOS BÁSICOS DEL HIGIENISMO

El Higienismo o Higiene Vital se fundamente en los siguientes principios:

> La Salud es el estado normal del ser vivo
> La Fuerza de Vida organiza toda la forma de vida del Planeta y pone a disposición de cada ser vivo los elementos necesarios para el nacimiento y conservación de la vida.
> La enfermedad puede ser considerada como un mecanismo puesto en marcha por el cuerpo para liberarse de una situación anormal que corre el riesgo de convertirse en peligrosa para él. La conservación de la vida, que es inherente a cada ser vivo, hace que lo que es llamado enfermedad no sea, de hecho, más que un proceso VITAL que tiende a restablecer la salud.
> Toda situación anormal, provocada por no respetar las leyes de la Vida, es corregida por la Fuerza Vital. Estas correcciones o modulaciones se realizan mediante las llamadas crisis de eliminación, que serán más o menos intensas dependiendo de la Fuerza Vital de la persona.
> La Fuerza de Vida aparece como el guardián vigilante del estado de salud de todo ser vivo, y la enfermedad aparece como una acción incitada por esa misma fuerza de vida para el retorno al estado de salud, que es el estado normal de todo ser vivo (D. Merien)
> Respeto a las leyes biológicas de la alimentación armónica y compatible.

Así pues el higienista, para obtener un Estado Optimo de Salud, potenciará la Fuerza Vital aconsejando reposo fisiológico, sensorial, emocional y mental, ayuno o alimentación vegetariana y las demás medidas que tiendan a disminuir los niveles de toxemia hasta el umbral de tolerancia. Además de enseñar a pensar y vivir racionalmente, en armonía y en paz con nuestros semejantes.

Como hemos podido ver, tanto el Naturismo, como el Vegetarianismo y el Higienismo tienen muchos puntos en común, que sirven como fundamentos filosóficos, metodológicos y éticos para la Naturopatía. Como por ejemplo:

➢ Respeto fundamental a la Vida.
➢ Vivir en armonía consciente con la Naturaleza y con nuestros semejantes.
➢ La Salud es el estado normal del ser humano, su recuperación y mantenimiento se realiza mediante medios naturales. Utilizando los recursos naturales y colaborando con la Naturaleza.
➢ En el proceso de recuperación del estado Óptimo de Salud la persona tiene una actitud eminentemente activa.
➢ Énfasis en la dimensión más educativa que medico-terapeútica.
➢ La alimentación es siempre el factor primordial en la jerarquía de las funciones.
➢ Buscar en nuestra conducta los fundamentos del Estado Optimo de Salud.

Y como ejemplo de relación entre Naturismo e Higienismo, como fundamentos filosóficos de la Naturopatía, lo encontramos en la Asociación Provincial de Naturópatas de Aragón —ANADEA- (constituida el 14 de Agosto de 1981), que recoge en el artículo 2º de sus Estatutos:

"Son sus fines: Agrupa a las personas físicas que se dedican a actividades relacionadas con la Naturopatía... practicando la investigación del Naturismo y el Higienismo..."[9]

TEMA 4.- Del culto a la salud y a la cultura de la salud. Cogitación entorno al desarrollo histórico de la idea de autogestión de la salud dentro de un marco social propicitario.

El concepto de culto a la salud no puede estar separado del concepto del culto a la Naturaleza propiciado por las culturas ancestrales bajo personificaciones de las múltiples fuerzas de la naturaleza en divinidades y demonios. En la mentalidad primitiva se da el proceso de atribuir poder divino a los objetos y fenómenos naturales: los cultos de estos pueblos están llenos de piedras sagradas, consideradas amuletos o fuerzas protectoras de la vida, de la fecundación, de la salud, de ríos sagrados portadores de vida. La propiciación de los dioses de la lluvia aparece en todos los cultos. Muchos mitos indoeuropeos atribuyen al agua primordial la génesis del mundo. Los ritmos cíclicos el nacimiento, la muerte y las estaciones se reflejan en las vicisitudes de la vegetación, alimentada por las aguas y paralela a los ciclos de la vida humana. La relación entre la vida del ser humano y las plantas es otro fenómeno que se ve plasmado en costumbres ancestrales, como por ejemplo, la vinculación de la floración con la salud. La simbología del árbol sagrado se reitera con frecuencia en las artes figurativas. También es interesante destacar el culto a los animales sagrados y al fuego.

Y de todos estos cultos una de las entidades más veneradas desde antiguo es la Tierra-Madre, la fecundidad, el origen de las cosas, el regreso al seno materno.[10]

El concepto de Naturaleza es, en su origen, una proyección antropomórfica en la que se mezclan impulsos e instintos irracionales, además de un intento de darle una explicación al mundo (Naturaleza): ese es el caso de numerosas personificaciones o deificaciones, características de las regiones ancestrales, la magia, las leyendas o los mitos que atribuyen el origen del mundo a un "nacimiento" o a una "creación" más o menos próxima a las formas de la generación o la acción humana. Desde esta óptica la idea de naturaleza aparece vinculada o yuxtapuesta a la idea de divinidad, tanto en la forma monoteísta como politeísta: la Naturaleza es una fuerza creadora, animada, inventora contínua de formas, a la vez que contiene las fuerzas destructoras, los demonios y el mal.[11]

Este Culto a la Salud tiene su reflejo en el culto a las deidades que la representaron en las distintas culturas:

> En la cultura griega está la diosa HIGEIA
> En la cultura latina prerromana está la diosa SALUTES
> En la cultura romana está la diosa VALETUDO
> En la cultura mesopotámica está la diosa GULA
> En la cultura hindú está el dios DHANVANTARI
> En la cultura egipcia está la diosa ISIS
> En la cultura precolombina está la diosa TZAPOTLATENAN

El culto a la salud supone una adaptación al medio natural representado por los símbolos atribuidos por la mentalidad ancestral, lo cual supone un encuentro con la naturaleza con contenidos animistas implicando un respeto hacia lo que provee de vida.

La cultura de la salud, supone una adaptación consciente a las leyes naturales, una integración, y, como consecuencia, asumir la responsabilidad de una salud tanto a nivel individual como social; es decir como persona comprender la importancia que tiene el desarrollo de una toma de conciencia sobre las necesidades de salud tanto individuales como sociales sin olvidar el referente naturaleza (operativizado en ecología como algo más que el simple hábitat biológico). En los comienzos de la cultura de la salud, sin olvidar los grandes movimientos sociofilosóficos del Naturismo, vegetarismo, higienismo… se encuentra el ecologismo, donde se funde las imágenes analítica y científica propias de método experimental con la antígua sugestión de la Naturaleza

En la cultura de la salud el protagonista de la salud es la persona, con su dimensión individuo, la dimensión social (comunidad) y la dimensión naturaleza (ecológica). Este paso hacia una cultura necesaria de la salud se está propiciando por una serie de factores sociales:

Cambios en los modelos demográficos: El envejecimiento de la población como consecuencia de una serie de factores plantea una serie de retos de gran envergadura y a los servicios y políticas de salud

Cambios en los modelos de morbilidad prevalentes: En los países desarrollados se ha generado un predominio de las llamadas "enfermedades crónicas" en detrimento de las "enfermedades agudas".

Cambios en la situación socio-política a nivel internacional y en los criterios de funcionamiento de las organizaciones considerados modelos. Los cambios sociopolíticos han hecho que se cuestiones también los modelos de los servicios sanitarios pasando a metodologías más centradas en la población y en la optimización de recursos financieros.

Cambios en las expectativas sociales. La ciudadanía está alcanzando un nivel de información y formación cada vez más elevado, lo cual está generando una nueva actitud hacia los servicios de la salud; lo cual está implicando la necesidad de una serie de reformas en unos servicios sanitarios que fueron diseñados en contextos diferentes.

Cambios en la relación pacientes/clientes/usuarios y los profesionales de la salud. El aumento del protagonismo de los usuarios va a tener notables repercusiones sobre los Profesionales de los Servicios de Salud, sobre todo porque estarán más sujetos al escrutinio social. Desmedicalización de la salud.

Cambios tecnológicos y su impacto sobre modelos y volúmenes de servicios. Además de la introducción de las nuevas tecnología que agilizarán los servicios y verificarán su grado de eficacia; también está la aplicación con carácter científico de las Tecnologías Naturales (Tecnología Naturopática) de la salud, demanda que está cada vez más en aumento.

Cambios en la necesidad de controlar los costes de los sistemas sanitarios. El gasto sanitario en aumento ha sido casi siempre superior a la riqueza del país, sin embargo ese aumento no ha repercutido en la saludavilidad de la ciudadanía. La ecuación mayor gasto = mayor salud no tiene un correlato exacto en los países desarrollados.

Cambios en la actitud hacia la Naturaleza. Hemos dejado este cambio necesario en último lugar porque sería la condición sine qua non para ese cambio que se está dando hacia esa Cultura de la Salud. La conciencia y la educación ecológica están en aumento y está repercutiendo también en la demanda de Servicios de Salud que contemplen la utilización de Métodos Naturales de Salud.

Notas al Bloque Temático nº 1

1. Que a su vez tiene el verbo "vegere", y este último de "vigere", que significa nacer, despertar, germinar, vivificar. El término latino "vigere" viene, a su vez, del sánscrito "vigra" que significa activo fuerte. Por tanto, podemos decir que el significado de la palabra "vegetarismo" da la idea de física, moral e intelectual y favorecer, en definitiva, la correcta evolución biológica del ser humano.

2. Este punto de vista es el que ha dado origen a la corriente denominada "corriente subalterna" (médicos naturistas). En la obra "Las medicinas marginales" (1964) podemos ver que la definición que se da de Naturismo corresponde al sesgo del historicismo sanitario, ya que define al Naturismo solamente en su vertiente relacionada con la terapéutica, el autor dice (pag. 28-29): " en todos los textos del naturismo se percibe la idea de que los productos tóxicos retenidos en el organismo son la causa de la enfermedad y la necesidad de su eliminación por los emuntorios, lo cual constituye una reminiscencia del concepto de humor pecante que aparece en el Corpus Hipocraticum. Igualmente se repite en el Naturismo la idea de las crisis o crisis curativas, que se definen como esfuerzos de la Naturaleza para aumentar la eliminación de los residuos tóxicos o de suplementar esta eliminación por otras vías. Insiste por ello el Naturismo de que el enfermo no debe alarmarse por las "crisis curativas" o síntoma de la enfermedad exacerbado durante el tratamiento y evitar por todos los medios el utilizar drogas para suprimirlos, porque con ello la enfermedad se haría crónica. Pero si leemos detenidamente podemos ver como confunde o identifica Naturismo con Medicina Naturista, en la página 26 dice: "la Medicina naturista admite además de las enfermedades causadas por desequilibrios funcionales, hay otras enfermedades inclusive las producidas por gérmenes patógenos, pero su interpretación es muy diferente de la ofrecida por la medicina oficial. Lo que enferma, dicen los Naturistas, es el cuerpo y esto solo sucede cuando el cuerpo ya ha perdido la salud debido a una acumulación previa de materias toxicas,

que han alterado el equilibrio natural, lo cual ha ocurrido antes de que entre en contacto con el agente infeccioso. De todas formas, por las referencias bibliográficas en que se basa el autor del libro parece normal esta mezcolanza entre medicina natural, medicina naturista, medicina naturalista, naturalismo, medicina neo-hipocrática, y naturopatía.

3. A este respecto, Giordano Bruno (1548-1600) se pronuncia así: "la fiel religión de la naturaleza es el naturismo que va desde la perfección vital hasta el supero amor"

4. Entre los Naturistas no-médicos los orígenes de la Naturismo, además de a Hipócrates (igual que los médicos naturistas), se lo atribuyen también a Pitágoras. Según Juan Steve Dublín (naturópata) "el naturismo no es una doctrina nueva, ya que arranca de la cultura griega, especialmente, de las enseñanzas de Pitágoras e Hipócrates" (cultura integral humana). Enciclopedia de la Salud t. VIII. Número 79 página 207)

5. Se basó en la ideas de Theodor Hahn (1824-1883) quién originariamente era farmacéutico, se hizo famoso por la hidroterapia; discípulo de Rause (1805-1848), director de diversos establecimientos hidroterapeúticos. Se le considera el fundador del vegetarianismo; en su libro "El paraíso de la salud, perdido y recuperado" (1879) intenta demostrar que la comida sin carne es superior a la comida mixta y que es el alimento que la naturaleza destina al ser humano. Fue el primero en darle una base científica al vegetarianismo en su vertiente alimenticia.

6. Prácticamente casi todos los autores asociación a la diosa Yγ_α con la figura del dios de la medicina, Asclepias; uno la ponen como esposa y otros como hija, pero desde los datos históricos que se poseen no se puede afirmar tal hecho asociativo. El concepto de Higia, como diosa de la salud, es culturalmente anterior al concepto de Asclepias como dios de la medicina (para este tema véase el Dictionnaire Etymologuique de la Langue Grecque. Histoires des Mots. T. IV Paris 1977)

7.	Pitágoras, según afirma Jámblico (uno de sus biógrafos) decía que "el estado natural es el resultado de la armonía como naturales han de ser sus remedios" la salud (según el concepto pitagórico) que el principal bien del hombre, se encuentra en la "medida" y la vita pitagórica, es el método para conservar la divina harmonía de la salud o para recuperarla. La "medida" debe mantenerse acostumbrando al ser humano al dominio de su estómago, sueño, cólera y burlas, el vino y los placeres del amor.

8.	En esta línea también encontramos las obras de varios naturópatas contemporáneos que han impregnado la naturopatía de los fundamentos filosóficos del Higienismo, incorporándolo a su casuística sin perder su idiosincrasia, entre ellos están: Marchesseau, Jauvais y Alain Rousseau.

9.	Para contemplar este tema es interesante leer la conferencia pronunciado por Juan Steve Dublín en la "asociación naturista de Buenos Aires" el 24 de Abril de 1964 titulada "El Higienismo y el Naturismo"

10.	En la mitología Babilónica encontramos a Ti'amat, la gran madre. En la mitología Egipcia la divinidad masculina Atún emerge de las aguas primigenias y genera luego una serie de parejas entre las que se encuentra Geb y Nut (Tierra y Cielo). La diosa Mesopotámica Li o Nin-tu, representada en los bajorrelieves como una mujer amamantando a su niño, es fuente perpetua de toda vida, fertilidad de los campos, madre de los dioses y de la humanidad. En las mitologías clásicas griega y romana encontramos a Gea y Tierra Mater. Gaya, la divinidad más antigua y venerable de los griegos es la generadora de las mieses, la fuerza primigenia, el espíritu de la tierra o de la primavera. También encontramos el mito de Nasisa en los pieles rojas.

11.	El culto a la salud enmarcado dentro de la mentalidad sacra o supersticiosa, los cultos, mitos, rituales, tabúes y costumbres relacionados con la misma, típica de los pueblos ancestrales, no vamos a considerarla como un momento alógico o prelógico de una evolución diacrónica bastante precisa, en el ámbito de las distintas culturas; sino que la consideramos como estructuras mentales metatemporales, permanentes en cierta medida, o bajo diversas formas incluso en los pueblos actuales.

BLOQUE TEMATICO II
Fundamentos Epistemológicos de la Naturopatía

Objetivos

Los objetivos específicos de este Bloque Temático se pueden plasmar en los siguientes puntos:

- Comprender la diferencia entre el Criterio Naturopático en la Historia de los Métodos Naturales de la Salud y los postulados fundamentales de la Naturopatía que aparecen claramente definidos en la Historias de la Naturopatía.

- Buscar el criterio Naturopático de las culturas antiguas como fundamento epistemológico de la Naturopatía.

- Conocer las bases de la Naturopatía contemporánea.

Y para la consecución de los objetivos exponemos los siguientes temas:

Tema 5.-Axiomas del conocimiento. La Naturopatía es Arte antiguo, Ciencia nueva. Demarcación del Criterio Naturopático. El Criterio Naturopático en la cultura griega: el Corpus Hipocraticum. El Criterio Naturopático en la cultura Hindú: Ayurveda. El Criterio Naturopático en la cultura china: Taoísmo. Elementos básicos del Criterio Naturopático en las tres culturas.

Todo conocimiento[1], para serlo, está constituido de una serie de elementos que le dan su razón de ser, a saber:

- Unos principios fundamentales que sustentan el corpus de conocimiento y los cuales constituyen el punto de partida para sus elaboraciones teóricas y sus intervenciones prácticas

- Un sistema de reglas que son las normas del juego por el cual se rigen las distintas elaboraciones cognitivas y las que sirven, también, para realizar las distintas intervenciones practicas.

- Un lenguaje para expresar los conocimientos adquiridos y las reglas elaboradas como consecuencia de aplicación de los dos apartados anteriores.

Así pues vamos a comenzar exponiendo cuáles son esos principios fundamentales que le dan soporte a la intervención Naturopática.

La Naturopatía es Arte antiguo, Ciencia nueva, por tanto tiene un pasado muy amplio pero una historia reciente. Los Métodos Naturales de Salud, tiene un largo pasado en su aplicación por su propia necesidad de evolución histórica[2], pero este hecho no significa que la aplicación de Métodos Naturales de Salud no se hieran con unos objetivos que iban más allá de la mera ausencia de enfermedad, en realidad en este largo pasado el Criterio Naturopático se ha ido definiendo con un objetivo concreto que podemos resumir en la siguiente frase: El arte de vivir (Ars Vivendi).

La Naturopatía tiene un largo pasado[3] donde podemos encontrar una serie de elementos de elaboración que pueden servir para construir el marco teórico que fundamente su existencia. De este largo pasado vamos a ver tres grandes culturas donde podemos encontrar los cimientos del Criterio Naturopático[4].

5.1.- EL CRITERIO NATUROPATICO EN EL CORPUS HIPPOCRATICUM

En primer lugar vamos a buscar el Criterio Naturopático en la cultura griega, y concretamente en el Corpus hipocrático[5] donde encontramos el término Diaitia (dietética), para referirse a "régimen de vida" (Arte de vivir, higiene de vida) y no como meras reglas alimentarias. En esta acepción el gran prestigio de la dietética en la antigua Grecia tuvo dos motivos principales:

1º La convicción de que los *nómoi* -los usos de la vida social- son capaces de modificar la naturaleza del hombre.
2º La concepción microscópica de esta naturaleza.

Según esta concepción, forma la Diaitia: la alimentación, los ejercicios, la actividad profesional, la peculiaridad del país y las costumbres sociales.

Y bajo este concepto se sitúa el esquema canónigo de la Diaitia que estaba formado por las *sex res non naturales:*
    1º Luz y aire
    2º Alimentos y bebidas
    3º Trabajo y reposo
    4º Sueño y vigilia
    5º Excreciones y evacuaciones
    6º Reacciones anímicas.

En este sentido los principios para una vida saludable se expresan de la siguiente manera:

I.   *Las condiciones de vida normal que crean el estado de salud son sinérgicas. La puesta en orden sintética de todas las partes constituyentes del organismo (espíritu, vitalidad, cuerpo e individualidad) es la condición fundamental de la buena salud._*

II.   *La tétrada higiénica hipocrática (la regla alimentaria; el ejercicio y el reposo; la buena circulación intestinal; las adaptaciones).*

A) <u>La regulación alimentaria</u>

- La influencia preponderante del régimen alimentario
- Los alimentos rigen el estado humoral: deben formar parte de las comidas de una manera armoniosa, para corregir y equilibrar respectivamente.
- La distinción fundamental entre alimentos fuertes (muy excitantes y concentrados) y los débiles (moderadamente excitantes y poco concentrados).
- La alimentación es un proceso metabólico complejo. El alimento tiene que ser una sustancia biodisponible para que se metabolice perfectamente, no debe ser demasiado fuerte en excitación, concentración, toxicidad y cantidad, afín que el cuerpo pueda transformarlo y asimilarlo sin viciación metabólica, ni sobrecarga visceral.
- La individualización alimentaria. El régimen rudo del hombre primitivo debe ser suavizado para el hombre civilizado. El régimen fuerte que convierte a la gente vigorosa debe ser atenuado para ser soportado por los individuos débiles.
- Tener buenos conocimientos de la ciencia culinaria natural.
- La utilidad de los alimentos crudos.
- La imposibilidad de reglas matemáticas y uniformes en las raciones alimentarias.

> Los beneficios de la sobriedad y la acción purificadora del ayuno

B) <u>El ejercicio y el reposo</u>

> El ejercicio físico obligatorio
> El ejercicio aumenta la resistencia y endurece los músculos
> Los diversos modos de ejercicios
> El cansancio físico y su recuperación
> Los efectos adversos del cansancio digestivo junto al cansancio físico
> La ley del reposo invernal. Físico y alimentario
> La ley del reposo matinal relativo

C) **La buena circulación intestinal**

> Una evacuación intestinal diaria y suficiente es una condición fundamental de buena salud.

D) <u>Las adaptaciones</u>

> Saber reglar y equilibrar el consumo orgánico
> La adaptación de los alimentos a la edad
> La adaptación consciente a los ritmos vitales
> La adaptación a las constituciones variables de los años y de las estaciones
> Las influencias del aire, del agua, del sol y de la luz, sobre la salud

I.   *Los medios higiénicos complementarios*

> La vida al aire libre y puro
> Los beneficios normofuncionales del agua
> Los medios de acción y reacción. En general las aplicaciones frías calientan y las calientes frescan
> El empleo normofuncional del sol

➤   Los baños de arena

5.2 EL CRITERIO NATUROPATICO EN EL AYURVEDA

En segundo lugar vamos a buscar el Criterio naturopático en las culturas orientales comenzado con la cultura hindú, y concretamente en los libros sagrados de los Vedas, donde encontramos el término *Ayurveda* (Ciencia de vivir) para referirse a una serie de principios, reglas y métodos para obtener un Estado Optimo de Salud y disfrutar del vivir.

Los principios y métodos ayurvédicos para disfrutar de un buen estado de salud pueden explicarse en tres pasos:

I.   Conocerse así mismo y la propia constitución fundamental.

II. Conocer la naturaleza fundamental de los diferentes nutrientes y los efectos que tienen sobre los humores, el personal comportamiento psicológico, las condiciones climáticas, el entorno y otros aspectos con los que la persona interacciona.

III. Aprender a coordinar el segundo paso con el primero afín de que uno sea capaz de armonizarse consigo mismo y con el medio que le rodea. Para restablecer el equilibrio humoral en el cuerpo se aconsejan diversos métodos por medios de medidas normofuncionales e higiénicas tales como una dieta especifica, ejercicios, masaje y el uso del hierbas.

Por tanto los principios y métodos básicos para llevar una *vida saludable* se *formularían* de *la siguiente* manera:

A) <u>Cuidados e higiene *personal*</u>

- ✓ *La limpieza externa.*
- ✓ *Limpieza de la boca, de los dientes y de la cavidad bucal*
- ✓ *limpieza y cuidado de los conductos nasales*
- ✓ *limpieza de los oídos*
- ✓ *Cuidado de los ojos*
- ✓ *Cuidado de la piel*
- ✓ *Cuidado de manos y pies*
- ✓ *Cuidado de la cabeza y del cabello*
- ✓ *Cuidado de la vagina*
- ✓ *Administración temporal de grasa al cuerpo. Unciones*
- ✓ *Depuración interna*
- ✓ *Curas de grasa*
- ✓ *Curas de sudor*
- ✓ *Vómitos provocados*
- ✓ *Enemas y purgantes*
- ✓ *Ayuno*

B) <u>*Revitalización* a través *del* masaje</u>

- ✓ *Presión y masaje presionado*
- ✓ *Masaje con aceite*
- ✓ *Masaje en la cabeza*
- ✓ *Ejercicios de yoga*
- ✓ *Pranayama o ejercicios respiratorios*

C) <u>*Alimentación* equilibrada</u>

- ✓ *El Combinar los alimentos para mantener el equilibrio humoral*
- ✓ *Sintonización de las comidas con la naturaleza humoral básica.*
- ✓ *Concordancia del alimento con el tiempo y el lugar*
- ✓ *Adaptación alimentaria con la edad*
- ✓ *Utilización de la alimentación como elemento normofuncional.*

D) <u>Adaptación consciente a las leyes de la Naturaleza</u>

✓ Adaptación a los cambios biológicos en el proceso de envejecimiento.

5.3 EL CRITERIO NATUROPATICO EN EL TAOISMO

Siguiendo con las culturas orientales, el Criterio naturopático en la cultura China lo vamos a hallar en el Canon Taoísta, donde encontramos el término *Tao* (Vía, camino) para referirse al Arte de vivir, mediante una serie de principios, preceptos y métodos; entre los que destacamos los siguientes:

A) <u>Armonía con el medio ambiente</u>

✓ Influencia del clima sobre las cinco vísceras:
- El calor perjudica al corazón
- El frío perjudica al pulmón
- El viento perjudica al hígado
- La humedad perjudica al bazo
- La sequedad perjudica a los riñones

✓ Estación del año de predominio de los órganos:
- Primavera = Hígado
- Verano = Corazón
- Otoño = Pulmones
- Invierno = Riñones
- Últimos días del verano, comienzo del otoño = Bazo

✓ Ciclo del día de predominio de los órganos:
- Amanecer = Hígado
- Mediodía = Corazón

- Tarde = Pulmones
- Noche = Riñones

B) **Armonía alimentaria**

Cada alimento tiene un tipo de energía determinada que armoniza con cada uno de los cinco elementos: Agua, Madera, Fuego, Tierra y Metal.

C) **Armonía energética**

La salud es el equilibrio energético entre los cinco elementos.
Entre Ying y Yang.

D) **Armonía social**
E) **Armonía espiritual**

Para restablecer y mantener el equilibrio energético en el organismo se aconsejan diversos métodos por medios de medidas normofuncionales e higiénicas tales como: el uso de hierbas, masajes (An Mu), una alimentación equilibrada, ejercicios energéticos (Chi Kung -Arte de la respiración-), ejercicios psicofisiológicos (Dao Yin), ejercicio respiratorio (Na), ejercicios físicos (Wu Chin Husi -Juego de los cinco animales-, Pa Tuan Chin -Los ocho conjunto de bordado Shih Erh Tuan Chin -Los doce conjuntos bordados-, Tai Chi Chuan -Ultimo y supremo ejercicio-), los baños de agua, sol y aire, y el uso de la acupuntura y moxibustión.

5.4. *ELEMENTOS BASICOS DEL CRITERIO NATUROPATICO EN LAS TRES CUL TURAS.*

Como conclusión podemos decir que los orígenes y pilares del Criterio Naturopático están perfectamente recogidos en el espíritu helenístico del Corpus Hipocráticum, así como en la antigua tradición de los libros sagrados hindúes y chinos, donde encontramos los elementos básicos que conforman la praxis naturopática:

A) Dependencia del ser humano de las leyes de la Naturaleza.
B) El ser humano es una unidad en su aspecto, fisiológico, moral, social, espiritual y cósmico.
C) Equilibrio alimentario.
D) La Salud es un factor integral.
E) Utilización de los Agentes Naturales de Salud

En la tradición china también encontramos la idea de equilibrio entre potencias como etiología de la salud. Hallamos, al Igual que en la tradición griega y en la tradición indú, la idea heurística de los elementos naturales como configuradores del universo, de la naturaleza y del ser humano.

Es de destacar la importancia de la alimentación en la recuperación y mantenimiento del estado de salud, así como los ejercicios energéticos y respiratorios; también la aplicación normofuncional de la herbología ocupa un lugar muy importante en la tradición china. En definitiva la utilización de elementos naturales para recuperar, mantener o acrecentar la salud enmarcados dentro de una filosofía de vida.

Tema 6.- Hacia el Umbral de la Naturopatía. Principios básicos del Método de Priessnitz. Método Kneipp. El concepto de Salud del Padre Tadeo. Principios salutificadores de Amold Rikli. La Nueva Ciencia de Curar de Louis Khune. La aplicación de los Agentes Naturales de Salud según Adolf Just. Postulados de la Doctrina Térmica de Manuel Lezaeta [6].

En los umbrales de la Naturopatía se desarrollan los momentos claves que van a conformar la ciencia que sistematiza los conocimientos y practica acerca de la salud en su vertiente natural: la naturopatía. Es indudable que esta fundamentación pasa por los distintos autores que dieron forma al pensamiento y práctica de la salud por la naturaleza, donde encontramos los principios básicos y estrictamente ortodoxos de la Naturopatía.

☑ Vincent Priessnitz

Los principios básicos del Método Priessnitz se resumen de la siguiente manera:

- ✓ *La salud es el estado natural del cuerpo*
- ✓ *El hombre es un ser organizado y sujeto a las leyes orgánicas.-* Destaca entre otras.
    a) a que el germen sea sano
    b) a que se empleen los elementos necesarios para mantener la vida
    c) a que ejerciten diariamente los órganos

- ✓ *Todas las "enfermedades que no son causadas por accidentes, tienen como origen las sustancias extrañas o malos humores*
- ✓ *Ninguna cura efectiva puede hacerse sin la expulsión de las sustancias morbosas del cuerpo.*
- ✓ *Como agentes principales para conservar o recuperar la salud empleó el aire puro, la alimentación, el agua fría y el ejercicio físico.*

✓ *La piel que cubre nuestro cuerpo es uno de sus órganos más importante, cuya actividad normal es esencial para la conservación o recuperación de la salud.*

✓ *El agua fría, el aire fresco y el ejercicio son los medios más eficaces para dar vida y actividad al cutis.*

✓ *El agua fría, no cura por ser agua sino por la reacción de calor que produce.*

✓ *El agua es el primer disolvente de la naturaleza.*

☑ Sebastián Kneipp

El Método de Kneipp se basa en:

✓ *La salud es el equilibrio de las funciones orgánicas y por el contrario la enfermedad es el desequilibrio de las mismas.*

✓ *Los principios de la vida: la luz, el calor, el aire y las materias asimilables, se hallan al alcance de todo el mundo.*

✓ *La higiene natural nos enseña como se puede resistir los cambios de temperatura y los sufrimientos físicos y morales sin grandes perjuicios, y sobre todo como se pueden aprovechar los principios vitales.*

✓ *Lo que nos es natural propende a destruir la naturaleza. Lo que propende a destruir la vida no es, evidentemente, apto para favorecerla; por tanto las materias que entorpecen o destruyen los órganos no pueden considerarse como bienhechoras.*

✓ *Como la sangre forma todo el organismo, cuando es de buena calidad constituye una gran ventaja para el cuerpo; pero si es mala entonces el organismo puede compararse a un árbol sembrado en tierra estéril.*

✓ *La función más importante de la economía humana y condición indispensable para la conservación de la salud es la circulación normal y regular de la sangre.*

✓ *Uno de los efectos del baño frío es el de fortalecer los organismos débiles y darle renovada actividad, ya que el agua, aplicada inteligentemente, no roba calor al cuerpo sino que mantiene y estimula el calor natural.*

✓ *En la alimentación han de tenerse en cuenta los siguientes procederes:*
   a) *No comer demasiado aprisa.*
   b) *No comer manjares demasiados calientes o excesivamente fríos.*
   c) *No comer en exceso.*
   d) *Comer solamente aquellos alimentos y bebidas que nos proporciona la tierra de una manera natural.*

✓ *El ejercicio físico son tonificantes y de inmenso beneficio para la conservación de la salud; regulariza la circulación sanguínea, Vigoriza y endurece el cuerpo y atrae a la piel los malos humores que circulan en la sangre para luego expulsarlos a través de los poros.*

✓ *Las hierbas, también llamadas yuyas, poseen extraordinarias propiedades salutíferas que en todo los tiempos han servido al hombre para el cuidado de su salud.*

✓ *El punto esencial en el sistema de Kneipp es el tratamiento general juiciosamente regulado, secundado por tratamientos locales especiales.*

☑ **Padre Tadeo de Visent**

Su concepto de salud y método para recuperarla y conservarla es:

- ✓ *La salud consiste en la correcta mudanza de la materia en el continuo cambio de substancias.*
- ✓ *El hombre es una parte de la naturaleza y está sujeto a sus leyes como cualquier otro ser de la tierra.*
- ✓ *Las condiciones que conservan la salud del cuerpo se derivan de la intrínseca fuerza de vida o fuerza de la naturaleza. Estas mismas condiciones rigen también para la recuperación de la salud perdida.*
- ✓ *La fuerza de la vida o de la naturaleza, y no las medicinas, es lo que restablece la salud.*
- ✓ *Para recuperar y mantener la salud hay que utilizar los Agentes Naturales de Salud que la naturaleza misma nos ofrece: aire, luz, sol, temperatura, agua, hierbas, ejercicios y dieta.*
- ✓ *Es importante el criterio con que se aplican los Agentes Naturales de Salud, pues de ello depende el éxito o fracaso de la curación. El agua fría aplicada con criterio médico- terapéutico, como remedio para curar enfermedades, es ineficaz, cuando no dañina; en cambio aplicada con criterio naturopático de buscar la reacción del calor sobre la piel a fin de facilitar la curación que en definitiva realiza la propia naturaleza del individuo .*
- ✓ *Normas para conservar la salud:*
  - *a) Normas para la respiración*
  - *b) Normas referentes a la bebida*
  - *c) Normas sobre la alimentación*
  - *d) Normas sobre los vestidos*
  - *e) Normas sobre el sueño*
  - *f) Frotación de agua fría*
  - *g) Ascensión de cerros y montañas*
  - *h) Andar descalzo*
  - *i) Funcionamiento del intestino*

☑ **Arnold Rikli**

Los principios fundamentales del Método de Rikli son:

✓ *La salud es una y consiste en la circulación perfecta de los humores, por tanto existe una unidad en las enfermedades.*
✓ *Es una equivocación confundir los síntomas con la enfermedad, la que es mayor aun cuando se procura combatirlos y suprimirlos por todos los medios imaginables, acción que resulta en definitiva un perjuicio para el propio enfermo.*
✓ *Los síntomas de enfermedad no son otra cosa que el medio empleado por la naturaleza para eliminar las sustancias morbosas. La lucha contra ellos ha causado desastrosas consecuencias para la salud de los pacientes.*
✓ *Es una verdadera superstición que las enfermedades son males fortuitos venidos desde fuera del organismo, cuando en realidad son la consecuencia de nuestras infracciones contra las leyes naturales. Las enfermedades provienen de los numerosos errores cometidos en la manera de vivir, por eso tiene más importancia para el enfermo precisar éstos, que bautizar aquellas mediante un diagnóstico.*
✓ *Existe en el organismo humano una fuerza curativa natural o fuerza vital que radica en el sistema nervioso y en la sangre. Esta fuerza vital puede vencer en las personas casi sanas sin necesidad de ayuda, es así como se producen las crisis agudas con las cuales el organismo procura expulsar las impurezas o morbos que perjudican su normal funcionamiento; en cambio cuando el estado morboso se hace crónico porque las crisis agudas se han sofocado o las faltas a la higiene natural se han convertido en hábito o costumbre es necesario en personas de naturaleza menos sana ayudarlas*

mediante el cambio de alimentación, la luz, el aire, las fricciones de agua, los cambios de temperatura y la gimnasia.

✓ *Como la naturaleza o fuerza vital es el supremo poder de curación que siempre tiende a la conservación de la vida y de la salud del hombre, es razonable atribuir al organismo entero una parte de responsabilidad en el restablecimiento de su salud*

☑ Louis Khune

La Nueva Ciencia de Curar de Khune se basa en:

✓ *No hay nada en el Universo que no esté sujeto a las leyes de la naturaleza, pretender que ellas no están en vigor más que para ciertos fenómenos y que carecen de influencia en otros (tales como los síntomas mórbidos de la enfermedad) está lejos del sentido común. Hay asimismo leyes inmutables a las cuales están sometidos, por igual, el cuerpo y sus estados de salud y enfermedad.*

✓ *No se pueden buscar las causas de la enfermedad en posibles imperfecciones de la naturaleza o de sus leyes, porque estas imperfecciones no existen. Sólo el hombre, usuario equivocado de su libre albedrio, es culpable de sus dolencias, porque ha desconocido la ley natural y con hechos decisivos ha producido perturbaciones que en modo alguno forma parte de los designios de la Naturaleza ni de la Providencia.*

✓ *Un cuerpo está sano en tanto que todas sus partes se hallan en estado normal haciendo sin dolor, sin opresión y sin esfuerzo el trabajo a que están destinadas.*

✓ *La conversión del estado sano al estado enfermo se efectúa tan insensiblemente que la persona permanece durante mucho tiempo sin advertir las alteraciones orgánicas y aún considerándose sana a* pesar de las malas digestiones, la piel seca, la inapetencia, el insomnio, la melancolía, el mal humor, el abatimiento y el disgusto por la vida. Esta situación se hace soportable en tanto que los intestinos, riñones, pulmones y piel mantienen su actividad, pero tan pronto se debilitan por el sobre esfuerzo se acrecienta el malestar y el individuo se siente enfermo.

✓ No hay más que una sola causa de enfermedad, no hay más que una enfermedad que se manifiesta por distintos síntomas. Denominar en forma especial a estos últimos es inútil y muchas veces engañador. Esta causa única, común y uniforme de todas las enfermedades la acumulación de substancias extrañas en el cuerpo. Hay, por lo tanto, que entender la palabra enfermedad en el sentido de estado 'latente y crónico de acumulación sucesiva de substancias extrañas en el organismo, que a veces es de tal naturaleza que se confunde hasta con el exceso de salud.

✓ Las substancias extrañas no pertenecen a la economía del organismo y en cambio le son perjudiciales. Su presencia en el cuerpo se debe a: son transmitidas por la sangre de los padres a los hijos; producidas por malas digestiones e introducidas en forma de aire impuro, de alimentos indigestos, de bebidas tóxicas y en general por vicios contra natura. El organismo tiende a desembarazarse de ellas por las vías naturales: aquellas que se encuentran en los pulmones son echadas al aire por la expiración, las que están en el estómago son expulsadas por los intestinos, las que han pasado a la sangre son eliminadas por la orina y el sudor. Con el mismo objetivo, cuando es necesario, provoca las crisis curativas que lo purifican.

✓ El cuerpo vivo posee una fuerza, llamada fuerza vital, que lo sostiene, que regula su funcionamiento y que en definitiva es la única con capacidad de curar. Reside en el sistema nervioso; y depende y resulta de la calidad del aire que respiramos, del agua que bebemos, de los alimentos que ingerimos y del producto de la digestión.

✓ *Para recuperar la salud hay que refrescar la temperatura interna anormal, restablecer la digestión para evitar la producción de substancias extrañas, activar el trabajo de los pulmones y de la piel y levantar la fuerza vital del organismo con el fin de que aquellas materias que se hallan acumuladas en el organismo sean expulsadas de él. El género de la vida conforme a la naturaleza consiste en ingerir una alimentación no excitante que sea factor determinante de una buena digestión, en respirar día y noche aire puro, en mantener la limpieza, el calor normal de la piel y en practicar regularmente ejercicios corporales al aire libre.*

☑ Adol Just

✓ *El hombre enferma porque se ha apartado de la Naturaleza y transgrede a diario sus leyes.*
✓ *La Naturaleza aunque perturbada y entenebrecida por el hombre nos anuncia, sin embargo, con lenguaje muy claro e inteligible que la salud y la felicidad fueron dadas a aquél como a todos los demás seres. De no ser así el hombre sencillamente, sería una nota discordante en la eterna armonía.*
✓ *En lo posible no se piense en la enfermedad sino en la salud, procediendo siempre en conformidad con este principio. Las enfermedades son perturbaciones orgánicas atribuidas a las "materias extrañas" acumuladas en el organismo como consecuencia de las transgresiones de lo que prescribe y aconseja la Naturaleza. Los hombres tienen la morbosa manía de conocer el nombre de sus enfermedades, lo que demuestra hasta qué punto están dominados por la apariencia. El nombre de la enfermedad es un sonido vacío*
✓ *Si queremos curar, debemos escuchar de nuevo la voz de la Naturaleza, escoger los elementos que ella desde el principio nos ha destinado y reanudar nuestras relaciones con el agua, la luz, el aire,*

la tierra y el sol, según sus disposiciones originarias. La Naturaleza no entiende tanto curar las enfermedades, cuanto mantener sus criaturas sanas y vigorosas.

✓ *Para recuperar Y mantener la salud hay que atemperar el calor interno y acrecentar la energía vital. Para lograr este objetivo hay que utilizar los elementos vitales: aire, sol, luz, tierra, agua, frutas, verduras y semillas, considerándolos no como remedios higiénicos o medicamentos, sino como imperiosas necesidades de las condiciones vitales del organismo.*

☑ Manuel Lezaeta

La Doctrina Térmica de Manuel Lezaeta tiene una importancia trascendental por las siguientes razones:

✓ *Saca el artificial problema de la salud del trillado campo de la Patología y la Terapéutica y lo coloca en el de las temperaturas.*
✓ *Toma al individuo como sujeto formándole un criterio para que por sí mismo sepa discernir entre lo que es sano o malsano, conveniente o perjudicial para la salud.*
✓ *Establece las leyes naturales que determinan la salud y las causas que provocan su pérdida dándolas a conocer en una síntesis filosófica, al alcance de todos*
✓ *Hace responsable al individuo de sus actos ya que este será sano o enfermo según sea su comportamiento a tono con las leyes de naturaleza o no*
✓ *Aclara, como ciencia de la salud que es, en los conceptos de salud y enfermedad, define la naturaleza de la fiebre, de la digestión y de otros procesos biológicos.*
✓ *Enseña el uso adecuado de los agentes de vida que la Naturaleza ofrece por doquier y que nos permiten el control de la temperatura*

del cuerpo constituyéndose en el verdadero arte de vivir sano y de conservar o recuperar la salud.

De destacar por su gran importancia como precursor explícito del cambio teórico y semántico con respecto a algunos términos centrales del acto naturopático. Como por ejemplo el concepto de "curar"; donde Manuel Lezaeta enfatiza y diferencia claramente: *"El verbo "curar" no se conjuga en mi doctrina térmica porque ese concepto supone la intención de interferir actividades defensivas de la Naturaleza, manifestadas en el síntoma, olvidando que a ella sólo se la vence sometiéndose a sus leyes inmutables. En lugar, pues de curar, debemos siempre y en todo caso pensar en normalizar las funciones orgánicas del enfermo, colocando su cuerpo en Equilibrio Térmico, de acuerdo con las necesidades que se revelan en el Iris de sus ojos".*

El haber expuesto en este apartado de los Umbrales de la Naturopatía la Doctrina Térmica de la Salud de D. Manuel Lezaeta Acharán es para comprender el proceso que vivió la fundación de la Naturopatía a partir de estos autores, aunque Manuel Lezaeta escribiera y desarrollara su obra posteriormente a la fundación de la Naturopatía. La Doctrina Térmica tiene su importancia por sí misma y a la vez porque fue conocida por los profesionales Naturópatas. Lezaeta busco el foro adecuado para exponer sus ideas para que la conociera el colectivo que la iba a aceptar: en el Congreso Mundial de Naturopatía celebrado en New York desde el 27 de Julio al 2 de Agosto de 1947 y organizado por The American Naturopathic ASS, en celebración de sus bodas de oro.

Por tanto la Doctrina Térmica de Lezaeta aporta unos fundamentos epistemológicos fundamentales para seguir desarrollando la naturopatía como una Ciencia de la Salud de carácter autónomo, con sus propias teorías, con su propia praxiología y con su propio lenguaje; es un saber abierto e interconectado con el resto de las áreas del saber humano y con el resto de las disciplinas que conforman hoy en día las Ciencias de la salud.

<table>
<tr><td align="center">CUADRO SINOPTICO DE LA DOCTRINA TERMICA</td></tr>
<tr><td>Resumen: La Doctrina Térmica se define como aquella que enseña al hombre a vivir sano o a recuperar su salud mediante el equilibrio térmico de su cuerpo.</td></tr>
<tr><td>Su objetivo: Es la salud que siendo la normalidad funcional del organismo, depende del equilibrio en las temperaturas interna y externa del cuerpo.</td></tr>
<tr><td>El medio que emplea para vivir sano es el cumplimiento de la Ley Natural y para restablecer el equilibrio térmico perdido en todo enfermo es el adecuado uso de 'los agentes de vida que ofrece la Naturaleza.</td></tr>
</table>

Tema 7.- Momentos claves de sistematización en la historia reciente de la Naturopatía. El libro de oro de la Salud. Henry Benjamin. El Criterio naturopático de Juan Steve Dulin. Las Leyes Naturopáticas de Marchesseau y Jauvais. La Naturopatía española en la década de los 80. Principios Fundamentales de la Naturopatía.

Y en la historia reciente de la Naturopatía se han dado intentos de sistematización, de formular una serie de principios que validen su praxis y dejen asentadas unas bases para posteriores formulaciones y sistematizaciones; los cuales se pueden resumir en los siguientes momentos claves, a saber: En 1922, el profesor **Platen** publicó "El libro de Oro de la Salud" donde describe la Naturopatía de la siguiente manera *"La Naturopatía tiene por principio que el ser humano forma parte de la Naturaleza, que se halla estrechamente unido al Gran Todo y que, en consecuencia está sometido a las leyes naturales".*

En 1936, **H. Benjamin** publicó su obra "Everybody's Guide to Nature Cure", publicada en 1936, donde sentó los que para él eran los principios fundamentales de la Naturopatía:

Primero.- Según Benjamin, el principio más fundamental es "que todas las formas de enfermedades se deben a la misma causa, es decir, a la acumulación en el sistema de sustancias residuales y desechos corporales que se han ido aposentando en el organismo del individuo en cuestión a lo largo de los años, por causa de hábitos de vida equivocados". Se deduce que "la única causa de curar la enfermedad es usando métodos que capaciten al sistema para desembarazarse de estas acumulaciones tóxicas, que obstaculizan diariamente el funcionamiento de la maquina humana"[8]

Segundo.- "El organismo siempre procura lograr el bienestar del individuo", de modo que los síntomas de todas las enfermedades agudas (desde los resfriados a las fiebres tifoideas) "no son sino intentos del organismo de eliminar las sustancias de desechos acumuladas (algunas de las cuales son heredadas) que dificultan su buen funcionamiento".

Tercero*.- El tercer principio de Benjamin es que "el organismo puede por sí mismo operar la vuelta del bienestar normal que denominamos salud, siempre y cuando se empleen los medios adecuados para facilitar su actuación".*

Los medios adecuados para facilitar la recuperación del organismo, según Benjamin, que propone la Naturopatía son: el uno, la dieta científica, la hidroterapia, las medidas de fortalecimientos corporales e higiénicas en general y la psicoterapia.

En 1958, **Juan Steve Dulin** enunció lo que él denominó "el Criterio naturopático", publicado en la Enciclopedia de la Salud, pagina 97. Tomo VII, Nº 65 de 1958.

Los principios que asienta son:

a) Unidad de origen de todas las enfermedades atribuibles, esencialmente, a múltiples errores en nuestra manera de vivir.
b) Las Leyes Naturales son verdaderos imperativos vitales que no pueden ser transgredidos impunemente.
c) Respirar, moverse, comer y eliminar los residuos del metabolismo son actos esenciales de nuestra existencia. La respiración pulmonar y cutánea, el aseo y pigmentación de la piel, el movimiento y el reposo, la alimentación racional y la debida eliminación emuntorial, con el autodominio sobre nuestros hábitos y pasiones, constituyen evidentemente los principales factores de nuestra salud y de nuestra normal longevidad.
d) Deficiencias en la educación y en las costumbres constituyen las principales causas de la enfermedad.
e) El conjunto de desequilibrios funcionales que englobamos en el término de enfermedad, es siempre la expresión de los esfuerzos

que realiza el organismo para defenderse contra factores patógenos o a adaptarse a condiciones antifisiológicas de vida.

f) Aire viciado, sedentarismo, surmenaje físico o mental, carencias o excesos, intoxicación o acidosis y desmineralización, costumbres, pasiones y vicios incontrolados, fuera de contagios y accidentes, son sin duda alguna, las causas de enfermedades.

g) EL organismo se defiende más o menos bien contra esos factores patógenos, según la vitalidad hereditaria de cada cual. Traemos al nacer una fuerza de ignota esencia (la fuerza vital) que determina la inmunidad natural a las infecciones, la cicatrización de las heridas y la curación de las enfermedades.

h) Los síntomas son defensas naturales. Las enfermedades son crisis de purificación humoral, de limpieza orgánica y de eliminación tóxica y es la natura medicatrix la que protege, inmuniza y cura.

i) La función terapéutica[9] consiste en ayudar a la naturaleza. Todas las enfermedades se curan con alguna evacuación, por la boca, por el ano, por la vejiga o por algún otro emuntorio. El órgano del sudor es uno de los principales y común a todos los males.

j) Buscar en nuestra conducta la fuente de nuestro estado de salud.

k) Todos los esfuerzos que se hagan para divulgar la higiene natural en el gran público y aumentar su confianza en la cura natural[10] serán siempre pocos

J. Esteve Dulin concluye el texto aludiendo directamente a la Naturopatía en los siguientes términos: "La causa verdadera del crédito de la Naturopatía, a través del tiempo y en todo el mundo reside, sin embargo, más que en sus bases teóricas, en sus constantes éxitos. La juiciosa aplicación de los Agentes naturales (aire, luz, ejercicio, reposo, helio-hidroterapia, ayuno y dieta bien administrada y alcalina, con la ayuda eventual de las plantas medicinales) basta para obtener la normalización de la salud, mientras sea todavía posible". Y continua diciendo "La eficacia de la Naturopatía es indiscutible, y el uso de drogas y operaciones debiera quedar reservado, como sostenía el Dr.

Paul Carton, para casos extremos, que la cultura naturista[11] haría cada vez más raro".

En 1970, **Marchesseau y Jauvais** intentan sistematizar los principios fundamentales de la Naturopatía estructurándolos en 24 leyes o principios que denominaron "Las Leyes Naturopáticas":

Ley nº 1.- Ley del Dr. Robert Walter (Fuerza vital). La materia viva está dotada de un instinto de conservación (y de reaparición) que se llama "fuerza vital", que no es ni química ni mecánica, sino de naturaleza biológica y cuyo éxito es proporcional a su energía. Las leyes vitales (o biológicas) se experimentan mediante procesos físico-químicos, pero escapan en ciertos aspectos al determinismo propio de la química y de la mecánica. La materia viva es capaz de reacciones que le son propias.

Ley nº 2.- Ley de YEO (Inteligencia de la fuerza vital). La fuerza vital «se ejerce siempre atendiendo a los mejores intereses del organismo, igualmente en caso de dolencias». Es inteligente. Por ejemplo, en un ayuno completo, el organismo reutiliza para alimentarse, por autolisis, los tejidos excedentes menos útiles; y escoge, a medida que el ayuno se prolonga, siempre en orden inversa de utilidad de los mismos. Este proceso está regulado y nada puede alterarlo.

Ley nº 3.- La fuerza vital es de origen nervioso. La actividad nerviosa se ejerce libremente cuando el medio biológico (esto es, específico y natural) es armónico. Este equilibrio se manifiesta en todos los aspectos (morfológico, biológico y psicológico). En caso contrario, lucha contra el "stress" viviendo en un medio anti-específico y desnaturalizado; se gasta, y todo el organismo degenera, a pesar de las adaptaciones externas.

Ley nº 4.- Las dolencias vienen del" stress" del medio antibiológico (falsos alimentos, falta de aire puro, vivificante y limpio, de ejercicio racional, de sol; tensiones psiconerviosas, etc...) que perturban el funcionamiento armonioso de la fuerza vital. Esta se ocupa entonces de curar (esto es, de restablecer el funcionamiento) por medio de reacciones para restablecer el "desgaste". Estas reacciones autocurativas, indispensables para prolongar la existencia del Ser, parecen, a primera vista, desordenadas, pero no es así. Representan los únicos medios y los caminos más ciertos para la cura

Ley nº 5.- (Ley del biologista Louis KHUNE). La dolencia profunda es general y no local; es una y está representada por el recargo humoral. Los humores son líquidos orgánicos (sangre, linfa y fluido celular); la toxemia es una masa de sustancias muertas, extrañas a la vida celular. La crisis es la reacción vital para eliminar los residuos tóxicos (depuración).

Ley nº 6.- El recargo humoral resulta principalmente de los desperdicios y residuos engendrados por los falsos alimentos humanos y por la enervación constante que paraliza las funciones de eliminación por el bloqueo, más o menos parcial, de los emuntorios (riñón-vejiga, intestino, piel, pulmones). Secreciones digestivas, asimilación, eliminación reprimida hacen subir poco a poco el nivel toxínico hasta el punto de tolerancia, que es individual, y entonces se manifiesta la "crisis".

Ley nº 7.- (Ley del Dr. Paul CARTON) .Todas nuestras dolencias clásicas son, en general, dolencias sintomáticas de defensa orgánica, dirigidas por la "fuerza vital" para depurar el medio intimo y curar.

Ley nᵉ 8.- Toda terapéutica que reprima o suprima los síntomas de las dolencias de defensa, hace subir el nivel toxínico interno. La dolencia propiamente dicha crece, y, por ese hecho, tiende a agravarse. Ese agravamiento, esa acción represiva engendra una acción más violenta de la fuerza vital y provoca la recaída (muchas veces más peligrosa) o una transferencia mórbida hacia otro órgano. Cuando la fuerza vital se desencadena, limita al mínimo los estragos y se acomoda lo mejor que puede a las "sustancias extrañas": De hecho lucha con los venenos no expulsados, neutralizándolos (esclerosamiento) o almacenándolos (enquistamiento) lo mejor que puede.

Finalmente cuando la fuerza vital es oprimida y dilapidada, la dolencia toma entonces el aspecto de evolución cancerosa, invasión microbiana, etc.

Ley n° 9.- La dolencia causada es una; esa unidad exige, igualmente, unidad de tratamiento. El tratamiento natural o método de salud (la palabra "tratamiento" es falsa) exige la desintoxicación en primer lugar, después la revitalización y, finalmente la estabilización. La desintoxicación opera por los emuntorios (naturales o artificial mente provocados) para expulsar las sustancias extrañas. Las curas de desintoxicación interesan principalmente a la piel, riñones, pulmones e intestinos. Esas curas son reguladas en función de la importancia de la fuerza vital disponible. El diagnostico es por tanto inútil. La revitalización tiene por objetivo compensar las carencias producidas por la toxemia.

Ley n° 10.- (Ley del Dr. TISSOT) Los microbios no son las causas de las dolencias. Nacen por mutación de nuestras células. No hay organismos asépticos; existe una colección de microbios buenos, que evolucionan bajo la influencia nefasta del medio en que se encuentran

En nuestros elementos celulares existen microbios o antiguos microbios que pueden tomar aspectos diferentes con las alteraciones humorales, variables conforme a las idiosincrasias. En otras palabras, bajo la influencia más o menos nefasta de los venenos de los líquidos humorales que nos bañan, nuestros propios elementos histológicos rehacen en sentido inverso el camino de evolución ya recorrido.

Vuelven a ser lo que eran en los albores de la Vida; virus, bacterias, etc. (involución o regresión).

***Ley n°* 11.-** (Ley del Dr. Heitor DURVILLE). Todo organismo que se cura de su toxemia más o menos antigua, por medios naturales, va produciéndose mediante crisis de regresión. Tales crisis son las reproducciones inversas y atenuadas de las dolencias sintomáticas ya sufridas.

***Ley n°* 12.-** (Ley del Sentido Somático, del Dr. James C. THOMSON o de la reserva vital SHARMA). El único criterio del estado de salud es el que mide la vitalidad o la fuerza vital disponible. La vitalidad es, por tanto, la relación entre la masa de sustancias vivas del cuerpo y la masa de sustancias muertas, inertes o extrañas (a expulsar). A medida que la toxemia aumenta, la fuerza vital disminuye. E inversamente, cuando la toxemia es baja la fuerza vital es grande.

***Ley n°* 13.-** Todo lo que lucha contra la fuerza vital y sus manifestaciones racionales, tiende a disminuirla. A más alimentación tomada durante la dolencia, los medicamentos represivos de los síntomas, el miedo a morir, etc... son ejemplos de lo dicho.

***Ley n°* 14.-** (Ley del Dr. Henry LINDLAHR). Todo cuanto es introducido en nuestro cuerpo, o es utilizado o rechazado, lo que es utilizado es un alimento; lo que es rechazado es un veneno.

***Ley n°* 15.-** (Ley del Dr. Russell Thacker TRALL). Siempre que nuestro organismo realiza una acción, ella debe ser atribuida a una cosa inanimada (inerte). Tal acción desaparece con la muerte. Las drogas no tienen efecto sobre los cadáveres. Los medicamentos tóxicos, que son venenos, no actúan en el organismo por sus famosos principios activos. Es el organismo que reacciona, a costa de un desgaste vital, para protegerse de esa agresión y para expulsar, a ser posible, las sustancias extrañas que va juntarse en la dolencia. Pero a veces sucumbe al peso de repetidas agresiones de medicamentos.

Ley n° 16.- (Ley del Dr. P.V. MARCHESSEAU). La dolencia es una "acción vital del cuerpo que se experimenta por descargas de superficie (dolencia de primer grado) y después, a medida que la "fuerza vital" disminuye, por eliminación al nivel de los órganos internos (dolencias de segundo grado) y, finalmente, por saturaciones sin eliminaciones (impregnación de los tejidos o dolencias de tercer grado).

Ley n° 17.- La dolencia es siempre una resistencia vital inteligente, en todos sus grados, durante la toxemia; es un estado anormal al que responde una acción vital correcta.

Ley n° 18.- La vida engendra la dolencia, todos los síntomas y microbios llamados patógenos desaparecen rápidamente, mejor, espontáneamente. Cuanto más aguda es la dolencia, más fuertes son las defensas vitales; cuanto más crónica es la dolencia, más débiles serán las defensas. La expresión de la "dolencia curativa" esta en proporción con el potencial vital; a la más pequeña intoxicación los más jóvenes tienen perturbaciones violentas (de superficie), lo cual es señal de una fuerte vitalidad (alto potencial). En contrapartida, los más mayores pierden poco a poco las reacciones en sus órganos, lo cual es indicio de una vitalidad disminuida, casi inexistente (bajo potencial)

Ley n° 19.- Los medicamentos que calman, bajan y dilapidan el potencial vital paralizan los centros nerviosos mediante el recargo humoral. El dolor moderado (soportable) debe ser respetado.

Ley n° 20.- El órgano encargado de soportar la eliminación es el más fuerte, lo cual no significa que no pueda estar sobrecargado, ni que no precisa del reposo funcional. La Naturaleza se encarga de ello, provocando emuntorios vicariantes (transferencia de eliminación para otro emuntorio). La Naturopatía deriva provocando la transferencia, con cuidado de que las sustancias ácidas de eliminación acaben por irritar los tejidos de contacto y por ocasionar lesiones hemorrágicas, mutaciones histológicas graves o terrenos propicios a proliferación bacteriana (involución celular).

Ley nº 21.- (Ley del Dr. G. JAUVAIS). Es el elemento más débil de la corriente orgánica más fuerte que soporta el peso de la liberación toxínica (depuración humoral).

Ley nº 22.- La medicación antisintomática apenas modifica el aspecto de la dolencia, pero tiene una influencia sobre la toxi-sangre-linfa aumentándola. La dolencia que se agrava pasa de la superficie a los planos más profundos del organismo y los tejidos se alteran por el orden siguiente: irritación, inflamación, catarros, induración, ulceración, tumefacción, cancerización, orden este que indica una pérdida de fuerza vital. El despertar de esa fuerza se hace provocando las eliminaciones de superficie y pasando del estado crónico al agudo para curar, transformar la dolencia crónica de fondo en dolencia aguda de superficie, con la condición de que esta última sea biológicamente o vitalmente soportable por el enfermo.

Ley nº 23.- (Ley de la ortopatía del Dr. Isac JENNINGS) El alivio directo de la dolencia es provocar el regreso a una fisiología normalizada por una serie de depuraciones y, a falta de estas, por una neutralización de los residuos en los tejidos del interior del cuerpo. La dolencia es una acción correcta, siempre se dirige hacia un buen fin. El poder curativo es inherente a cada célula viva. Ese poder está en función de la altura del potencial vital, menos los desgastes inútiles impuestos a la fuerza vital; en otras palabras: la agitación, la superalimentación, la fatiga, los medicamentos, etc... debilitan la fuerza vital. Durante la dolencia[12] el organismo tiene necesidad de toda esa fuerza vital para combatir las sobrecargas humorales y detener su invasión.

***Ley nº* 24.-** La noción de "remedio" es falsa. Se trata de la supervivencia de una superstición comparable a los amuletos del fetichero. El poder curativo está en nosotros (fuerza vital) y no en un producto farmacéutico (remedio o medicamento).

No existe remedio, ni tratamiento, ni terapéutica; solo las curas o métodos de salud son posibles para ayudar al restablecimiento de nuestro organismo, dirigido por la fuerza vital (que es inteligente, quieran o no).

En España, a partir de los años ochenta encontramos una serie de intentos de sistematización de la Naturopatía, entre ellos destacamos los dos más importantes:

1. El documento editado por José Oriol Ávila Montesó, Naturópata, titulado "Como actúa la Naturopatía"[13] en el que establece los siguientes principios:

En cualquier técnica terapéutica hay que tener siempre presente, como se ha dicho repetidas veces, que existen enfermos y no enfermedades, y por lo tanto hay que dar la mayor importancia al examen y al tratamiento integral, físico y mental, de cada persona enferma. La actitud mental del paciente frente a la enfermedad es sumamente importante, hasta el punto de que puede afirmarse que puede haber enfermos incurables pero que no hay enfermedades incurables. Dada la interrelación que existe entre cuerpo y mente, es indispensable actuar a los dos niveles: físico y mental. Cualquiera que sea el diagnostico, lo que hay que buscar es la recuperación de la Salud física y mental a través de la normalización en el funcionamiento equilibrado de todo el organismo humano. Para ello se deben seguir los siguientes pasos:

1. *Investigación y eliminación de los hábitos dañinos, que pueden haber producido el problema, como son:*

- **A nivel físico:** tabaco, alcohol y bebidas de cola, estimulantes, café, abuso de medicamentos, pan y azúcar blanco, sedentarismo, mala postura corporal, etc.
- **A nivel mental:** tensión nerviosa y mental, ambición excesiva, las prisas, sentimientos negativos, etc...

2. *Desintoxicación:*

- **A nivel físico:** mediante ayuno, trofoterapia, cura de frutas, lavado de sangre, geoterapia, fitoterapia, baño vital, lavado colónico, enemas, ejercicio físico, caldo oxidante, etc ...
- **A nivel mental:** lecturas adecuadas, meditación, autosugestión, terapia grupal, etc...

3. *Revitalización:*

- **A nivel físico:** Quiromasaje, deporte, baños de sol y aire, fitoterapia, régimen de fruta fresca y seca, ensaladas, régimen crudívoro, suplementos vitamínicos y oligoelementos, acupuntura, etc ...
- **A nivel mental:** yoga, motivación de la creatividad personal, la musicoterapia, práctica de las artes y aficiones personales, trabajo social, etc ...

4. *Tratamientos específicos:*

(Para los diversos sintamos que se presenten) Masaje y recuperación funcional, geoterapia, drenaje linfático, digitopuntura, plantas medicinales, baños de sol, reflexoterapia, reeducación postural, quiropraxia, etc ...

Aun cuando conviene proceder por este orden, según los casos, estas cuatro etapas se, sobreponen las unas a las otras, pero es conveniente diferenciarlas para poder aplicarlas con claridad de ideas. Si se aplican bien estas cuatro etapas, no hay ninguna duda que se obtiene lo que muchos creen que son MILAGROS. Sabemos que no lo son: simplemente es dejar que actúe sin trabas la energía curativa de la Naturaleza.

5. El intento más serio de formalización de la Naturopatía en España lo realizó **Simón Vicente** Benedé, Naturópata, quien en el año 1.985 publicó un documento titulado "La Naturopatía no es Medicina"[14] en el que plantea la autonomía de la Naturopatía como área del saber humano con sus propios principios, reglas, método y vocabulario. En esta línea es interesante destacar la reflexión que hace al enunciar "donde acaba la Naturopatía empieza la medicina" para delimitar ambos saberes en el sentido de que plantea que la salud tiene una dimensión natural a la cual hay que recurrir en una primera instancia, y que esa dimensión natural es objeto de estudio y praxis de la Naturopatía.

Estos momentos de la reciente historia de la Naturopatía han ido configurando una serie de principios que hoy en día sirven de punto de partida para fundamentar los ejes básicos de la Naturopatía tanto en su elaboración cognitiva corno práctica Estos principios[15] que están sirviendo de marco referencial se enuncian de la siguiente manera:

1º <u>PRINCIPIO ORTOSIONOMICO DE LA CELULA</u>

Cada célula del cuerpo va cumpliendo, durante todo su ciclo, las funciones para las cuales ha sido creada, si su medio mantiene favorable.

2º PRINCIPIO DEL MINIMO

La salud de un ser vivo depende de los factores necesarios d los cuales esta menos provisto.

3º PRINCIPIO DE WALTER SOBRE EL INSTINTO DE CONSERVACION

Cada célula viva de un cuerpo organizado está dotada de un instinto de conservación mantenido por una fuerza inherente al organismo, que se denomina generalmente "fuerza vital", y cuyo éxito en su trabajo es directamente proporcional a la magnitud d esta fuerza, e inversamente proporcional a su actividad.

4º PRINCIPIO DE LA DISTRIBUCION VITAL

Las fuerzas del cuerpo, sea cual sea su magnitud, son distribuidas a los diferentes órganos y tejidos según su importancia y sus necesidades.

5º PRINCIPIO DE GRAHAM SOBRE EL OBJETIVO CONSTITUCIONAL APLICADO A LA NUTRICION Y A LA SEXUALIDAD

El ser vivo no puede hacer del goce de ninguno de sus sentidos, una fuente de placer que vaya más allá de la realización del objetivo constitucional para el cual fueron creados, sin comprometer los intereses de su naturaleza.

6º PRINCIPIO GENERAL DEL DESARROLLO

El desarrollo de cualquier parte del cuerpo es directamente proporcional a las corrientes vitales (nerviosas y nutritivas) que, para el desempeño de su función, están dirigidas a esta parte.

7º PRINCIPIO MUSCULAR ESPECIAL DEL DESARROLLO

El ejercicio intensivo produce un gran desarrollo, el ejercicio moderado un desarrollo moderado, y poco ejercicio un desarrollo escaso. La falta de ejercicio provoca la atrofia.

8º PRINCIPIO DE LA ATROFIA

Cualquier órgano o función que no que se ejerce, poco a poco se atrofia.

9º PRINCIPIO DE LA ECONOMIA ESPECIAL

Cuando las condiciones son favorables, el organismo vivo acumula cualquier exceso de fondo vital que rebase los gastos del momento, con vistas a constituir un fondo de reserva que podrá, más adelante, utilizarse en caso de necesidad

10º PRINCIPIO DE MOSSERI SOBRE   INSUFICIENCIA DE LAS RESERVAS UNA PARA ELIMINACION CELULAR PROFUNDA

El organismo sigue eliminando de manera continua durante todo el día y sobre todo por la noche. Sin embargo, no puede mantenerse al día en cuanto a la eliminación de los numerosos venenos químicos y vacunas, ni tampoco de los desechos cuya eliminación está suspendida o retrasada y que se acumulan constantemente. Este hecho se debe a que las reservas esenciales del organismo son insuficientes para llevar a cabo durante el ayuno este trabajo de eliminación celular profunda.

11º PRINCIPIO DE LA COMPENSACION FISIOLOGICA

Los órganos no tienen existencia de por sí, sino formando parte de un conjunto fisiológico cuya eficacia depende de los factores sintéticos de simbiosis: cooperación, subordinación y compensación.

12º PRINCIPIO DE LA ADAPTACION CACOBIONICA

El comportamiento vital del organismo frente al estimulo exterior, es un comportamiento instintivo cuyo motor es el instinto de conservación, y que se adapta a todas las influencias que no puede destruir, controlar o evitar.

13º PRINCIPIO SOBRE LOS MEDIOS DE LA ADAPTACION CACOBIONOMICA

La adaptación a toda influencia nociva es una adaptación malsana que siempre se realiza en el cuerpo mediante cambio que se alejan del estado óptimo funcional y conducen al colapso funcional.

14º PRINCIPIO DE TRALL SOBRE LA UNIDAD DE LOS PROCESOS DE LA SALUD Y DE SU PUESTA EN MARCHA PARA RECUPERARLA.

El organismo utiliza los mismos materiales y los mismos procesos en la salud que en su recuperación. Tanto en el estado de salud como en el trayecto de recuperación de la salud los procesos y las funciones son los mismos, salvo que en las distintas respuestas de restablecimiento: emuntorial, eubiótica y biogónica se encuentran aumentados o disminuidos según las necesidades.

15º PRINCIPIO DE VEO

La fuerza vital es ejercida siempre para los intereses del organismo, ya sea en el estado de salud como en los mecanismos intrínsecos de su recuperación.

16º PRINCIPIO DE TRALL SOBRE LAS RELACIONES VITALES

Cada vez que una acción se lleva a cabo en el organismo vivo como consecuencia de influencias externas, la acción debe ser atribuida a lo vivo, lo cual posee la facultad de actuar, y no a lo inanimado, cuya característica principal es la inercia.

17º PRINCIPIO DE LA FUERZA Y DE SU GENERO

La fuerza utilizada y gastada en cualquier acción vital es una fuerza vital, una fuerza interna y no externa.

18º PRINCIPIO DE LINDLAHR SOBRE LA DUALIDAD DE LOS EFECTOS

Todo lo que es introducido en el cuerpo o se pone en contacto con él, con el tiempo ocasiona una acción doble y contraria: la segunda acción reactiva es la opuesta a la primera acción activa.

Por tanto, el grado de toda estimulación determina el grado de la siguiente depresión

19º PRINCIPIO DE ARGÜELLO O DE LA ALTERNANCIA

En la naturaleza de los organismos vivos, el reposo alterna siempre con la actividad.

20º PRINCIPIO DE ASCLEPIADES DE BITINIA O DE LA ESTIMULACION

Cada vez que un agente o una influencia tóxica o irritante se introduce en un organismo vivo, ocasiona una resistencia vital y una excitación, que se evidencia mediante una acción mayor y perturbada que merma siempre las fuerzas de manera proporcional a la amplitud de esta acción. El aumento de la acción es generado por el gasto extraordinario de las fuerzas vitales, y no por el proceso. De ello resulta, pues, que las reservas de fuerza sean mermadas.

21º PRIMER PRINCIPIO DE SHELTON SOBRE EL REPOSO

Cada vez que la acción, en un organismo animal, ha gastado la energía y la substancia de reserva, el reposo es necesario para recobrar las fuerzas y reconstruir la substancia

22º PRINCIPIO DE KHUNE SOBRE LA UNIDAD DE LOS PROCESOS DE NORMALIZACION FUNCIONAL

Las respuestas de normalización funcional es general y nunca local, es una y está representada por las alteraciones extracelulares e intracelulares (toxémia-sanguínea-linfática), por tanto exige un proceso unitario para restablecer la salud. Desintoxicación-Revitalización-Estabilización.

23º PRINCIPIO DE DUBLIN

Es la fuerza vital la que desencadena las respuestas de normalización funcional. Las respuestas básicas de normalización funcional es una eliminación para depurar el medio Interno y restablecer dichas funciones, que exige una fuerza vital, quo poseen todos los seres vivos.

24º PRINCIPIO DE CASTRO O DE LA ENERVACION

Cada función, cada proceso vital y, sobre todo, cada acción o habito antinatural, necesitan un gasto de energía nerviosa, Cuando este gasto sobrepasa la energía nerviosa de reserva, desemboca en la enervación.

25º PRINCIPIO DEL DEBILITAMIENTO FUNCIONAL

La enervación (que es sinónimo de agotamiento de las energías nerviosas) acaba en el debilitamiento de las funciones vitales del organismo, lo que hace que se reduzcan las secreciones, la eliminación, la digestión, la absorción, la asimilación, la excreción por los emuntorios, el peristaltismo intestinal.., y todas las funciones orgánicas.

26º PRINCIPIO DE LA DISTRIBUCION DE LA ENERGIA

Cuando la energía del organismo se concentra en un mismo lugar, se retira de todo los demás.

27º PRINCIPIO DE TILDEN SOBRE LA TOXEMIA

La disminución de la eliminación y de las secreciones produce la toxemia, causas fundamentales de todas las respuestas de normalización funcional y de adaptación kakobionómica. La resistencia vital a la toxemia pone en marcha todos los mecanismos de normalización funcional.

28º SEGUNDO PRINCIPIO DE SHELTON SOBRE LOS ESTADOS EMOTIVOS

Las preocupaciones, el miedo, los choques nerviosos, la pena..." jamás o casi nunca producen respuestas de normalización funcional en una persona verdaderamente sana, puesto que este es capaz de deshacerse de estos estados emotivos antes de que ellos mismos puedan generar dichas reacciones,

29º PRINCIPIO DE REYES SOBRE LA ACCION ELIMINATORIA SUPLETORIA

Las respuestas eutáxicas es una acción vital del organismo, las cuales son eliminaciones compensatorias.

30º PRINCIPIO DE PRIETO SOBRE LA ELIMINACION SELECTIVA

Todas las substancias nocivas que, de cualquier manera, son introducidas en el interior del ámbito vital, son neutralizadas y eliminadas por las vías y de forma que produzcan el mínimo desgaste en el organismo.

31º PRINCIPIO DE THOMSON

El órgano vicarizante en la respuesta biogónica es el órgano más fuerte en el proceso de biogonia dinámica, y es más débil en el proceso de biogonia estática debido al efecto denominado "Órgano-Relevo"

32º PRINCIPIO DE NAVARRO SOBRE LA LIMITACION FUNCIONAL

Cuando el gasto de las fuerzas vitales llega al límite de un inminente agotamiento fatal, la naturaleza pone freno a este gasto inútil, y el organismo se rebela contra el consumo continuo del estimulante habitual o contra un mal habito.

33º PRINCIPIO DE JENNINGS

El objetivo de los distintos procesos de reajuste vital es restablecer la normalización funcional del organismo, por una serie de depuraciones.

34º PRIMER PRINCIPIO DE RIKLI

La primera respuesta eutáxica se presenta cuando el potencial vital es alto; por tanto cuanto más potente sea la reacción más rápido será el restablecimiento.

35º SEGUNDO PRINCIPIO DE RIKLI

La biogonia se establece estática cuando el potencial vital es escaso. Puesto que la respuesta biogónica es proporcional al potencial vital, resulta que la biogonia se vuelve estática solo cuando este potencial es bajo.

36º PRINCIPIO DE MARCHESSEAU

Las respuestas de normalización funcional es una acción del organismo que se experimenta por descargas de superficie (toxemia de primer grado órganos dianas y emuntorios disponibles) y después, a medida que disminuye la fuerza vital, por eliminaciones a nivel de los órganos internos (toxemia de segundo grado-órganos dianas y emuntorios sobrecargados) y, finalmente, por saturaciones sin eliminaciones (toxemia de tercer grado-órganos dianas y emuntorios saturados).

37º PRINCIPIO DE LEZAETA SOBRE LAS ETAPAS DEL RESTABLECIMIENTO

Puesto que el proceso de metábasis (vicarizaciones progresivas) va pasando por distintas etapas (respuesta emuntorial, respuesta eubiótica y respuesta biogónica - con sus seis fases), el proceso de recuperación del Estado Optimo de Salud (apocatástasis) debe seguir el camino inverso.

38º PRINCIPIO DE DURVILLE

Todo organismo que se normaliza mediante Agentes Naturales de Salud, va produciéndose mediante higiocrisis que se producen en el proceso de apocatástasis (vicarización regresiva).

39º PRINCIPIO DE KNEIPP SOBRE EL PODER DE RECUPERACION

El poder de recuperación es inherente a la materia viva.

40º PRINCIPIO DE LAS CONDICIONES DEL RESTABLECIMIENTO

El restablecimiento es posible siempre que se cumplan las condiciones siguientes:

- ❖ Normalización de los elementos que están incidiendo en el proceso de reajuste funcional.
- ❖ Aportación de los elementos y de las condiciones necesarias para la salud.
- ❖ Recuperación de las fuerzas vitales.
- ❖ Proporcionar el tiempo necesario a los procesos reparadores.

Notas al Bloque Temático nº 2

1. Con el término "conocimiento" nos estamos refiriendo a "área del saber humano, disciplina científica".

2. Prácticamente todos los tratados de historia de las Ciencias de la Salud, principalmente los de medicina y, por sesgo histórico, los mal llamados de Medicina o Terapia Natural comienzan con una alusión al aspecto resolutivo de las enfermedades por medio de los elementos más cercanos que le proporcionaba la naturaleza; evidencia que puede dar lugar a confundir con los comienzos de la Naturopatía, o mejor dicho del Criterio Naturopático. La aplicación de Métodos Naturales de Salud se hace con unos criterios de demarcación que le definen como elemento salutificador con sus principios y leyes.

3. Y para hablar con rigor, lo que vamos a buscar antes de la fundación de la Naturopatía, es un Criterio, un criterio con el que aplicar métodos naturales en el campo de la salud, que con el tiempo es lo que daría lugar a que se fundara la Naturopatía.

4. El Criterio naturopático lo vamos a ir buscando en estas culturas siguiendo los elementos definidores de este criterio, destacando por la significación que representa alguno de ellos, para abordar esta búsqueda:

Superación del paradigma medico como eje central de la salud.

En estas culturas convergían diversos paradigmas sobre el concepto de salud, siendo todos ellos validos tanto social como culturalmente, ya que este hecho es lo que le daba su validación. Por tanto el enfoque de búsqueda lo realizamos utilizando el paradigma de las Ciencias de la Salud, en la que la naturopatía es una de ellas. En este sentido podemos comentar el hecho de que llamar Medicinas (Medicina Hipocrática, Medicina Ayurvédica o Medicina Tradicional China) a la totalidad de elementos teóricos y prácticos que se aplican en estas tres culturas, es seguir utilizando un enfoque yatrocéntrico que desvirtúa la concepción de la salud que tienen estas culturas.

Desmedicalización de la Salud.

En estas culturas la intervención sobre la salud se hacía desde presupuestos naturales, siguiendo un proceso de adaptación continua a las leyes naturales. Por tanto podemos hablar de una

Naturalización de la Salud, como eje central de la salud.

Por tanto, en estas culturas podemos encontrar supuestos básicos del Criterio naturopático en la aplicación de Método Naturales de Salud, sin entrar en cometer el error de utilizar un enfoque en el que se Medicalice la Naturaleza, utilizándola corno elemento exclusivamente curativo.

5. En el Corpus Hipocraticum podemos encontrar principios de medicina, de farmacia, de cirugía, de psicología, de enfermería y, evidentemente, de Naturopatía. Es decir, encontramos todos los elementos de lo que hoy se denomina Ciencias de la Salud, lo cual nos induce a proponer que la denominación de Corpus Hipocraticum ya no sería la más apropiada dado que, entre otras cosas, no son las obras atribuibles a Hipócrates sino que podríamos denominarlo *Corpus Higiológicum.*

6. Para la elaboración de este tema hemos utilizado como bibliografía básica la obra de Rafael Lazaeta Pérez Cotapos "La Salud por la Naturaleza"

7. Como podemos observar el término enfermedad va "entre comillas", lo cual nos va indicando como el autor de esta recopilación acentúa la posibilidad del cambio de objetivo formal de estudio que estamos planteando en la Naturopatía. De todas formas no es únicamente esta reseña la que podemos destacar, si no que en mucha literatura de esta índole marca la diferencia indicando que la construcción semántica adecuándola a la consecución epistemológica es una necesidad perentoria para definir el marco conceptual de la Naturopatía.

8. Esta Teoría de los Residuos la encontramos enunciada en las antiguas culturas:

- En el antiguo Egipto se utilizó **WEHEDU**, como principio residual tóxico.
- En la antigua Grecia se utilizó el término **PERISOMATA** para designar las sustancias de recargo.
- En la antigua India se utilizo el término **AMA** para nombrar estos elementos de recargo.

9. Posteriormente, según texto de la conferencia celebrada el 24 de Abril de 1964, en la Asociación Naturista de Buenos Aires, titulada " Higienismo y Naturismo", ya criticaba y se alejaba del criterio médico-terapéutico.

10. Que más tarde, a partir de 1964, llamaría "reeducación higiénica".

11. Que desde el punto de vista de la Naturopatía contemporánea, diríamos "Cultura de la Salud".

12. Hemos mantenido la traducción del término en portugués *doença* por "dolencia", ya que la traducción establecida en castellano es la de "enfermedad".

13. Revista "Vivir con Salud", monográfico dedicado a la Naturopatía. Año XXXIX/no 214. Enero-Febrero de 1992.

14. Documento elaborado como tesina.

15. Estos principios han sido reformulados siguiendo el proceso de sistematización de la Naturopatía, por tanto ha habido que abandonar algunos conceptos (como por ejemplo el concepto de enfermedad), algunos dualismos (como por ejemplo, la enfermedad y la salud) y alguna que otra semántica anti-; y armonizar los conceptos dentro del marco teórico que estamos definiendo. De todas formas, para consultar la citación original de estos principios (en las citas se llaman leyes) se puede acudir a la obra de Mosseri "Las Leyes de la Naturaleza Viva" (edit. Mandala) y la obra, en portugués, de P. Marchesseau y G. Jauvais "Curso Completo. Teórico y Práctico de Biología Naturopática" (edit. Nova Editorial Natura, Lisboa 1970), donde en la

pag. 78 se le denomina concretamente "AS LEIS NATUROPATICAS".

BLOQUE TEMATICO III
Fundamentos Ontológicos

☑ Objetivos

Los objetivos específicos de este bloque temático pueden resumirse en los siguientes apartados:

- La composición clara de los supuestos sobre los que se cimienta la lógica de la investigación científica y la ubicación de la Naturopatía en el conjunto de las ciencias.

- Definir con claridad y precisión el marco conceptual d Naturopatía, evitando el filibusterismo semántico.

- Comprender cuál ha sido la evolución del término Naturopatía como elemento nucleador de los Métodos Naturales de Salud.

- Saber definir correctamente que es la Naturopatía y cuál es su ámbito de actuación.

- Conocer el presupuesto de la Tecnología Naturopática.

Y para explicitar estos objetivos exponemos los siguientes temas:

Tema 8.- Delimitación y conceptos básicos. El marco conceptual de la Naturopatía. Evolución del concepto de Naturopatía y el problema de la nomenclatura. Naturopatía, Naturología, Naturismo. Medicina Natural. Naturismo Médico.

8. 1. El marco conceptual de la Naturopatía

8.1.1 *Introducción*

Si hacemos un muestreo sobre la idea que la ciudadanía y parte de la comunidad científica tiene sobre la Naturopatía, seguramente sacaríamos la conclusión de que tienen unos conceptos muy diferentes y confusos de lo que esta disciplina realmente es.

Por ejemplo, para unos, la Naturopatía es aplicar remedios naturales para curar enfermedades, para otros, es el que cura con las hierbas o con el vegetarianismo; otros piensan que la Naturopatía es una especie de curanderismo; otros, quizás, crean, que la Naturopatía es la medicina natural o una medicina alternativa, algunos lo asocian con prácticas tales como la imposición de manos. Y no faltan quienes piensan que la Naturopatía es un apéndice de la medicina preventiva o una especialidad médica.

La conclusión seria que se concibe a la Naturopatía como un medio curativo alternativo y natural, y, también, que se tiene, con frecuencia, una idea anticuada de lo que es la Naturopatía.

Pero también entre algún sector de los profesionales de la salud se piensa que la Naturopatía consiste en el naturismo médico, según unos, o en la aplicación del método natural en medicina, según otros, o sea el que aplica una terapia natural para curar una enfermedad.

La Naturopatía contemporánea adquiere su dimensión autónoma como ciencia de la salud basándose en los siguientes axiomas:

- ✓ Superación del paradigma médico como eje central Salud. La Naturopatía se sitúa en el paradigma de las Ciencias de la Salud
- ✓ Desmedicalización de la Salud. La Naturopatía utiliza como eje central la Naturalización de la Salud
- ✓ Naturalización de la Salud
- ✓ Aplicación del Método Natural en el Campo de la Salud.
- ✓ Nueva y emergente Cultura de la Salud, donde la Naturopatía está teniendo un papel relevante.

8.1.2. Etimología

La Naturopatía es de las pocas ciencias que no pueden ser definidas *stricto senso* por su etimología, sino que tendríamos que recurrir a una definición etimológica en *latissimo senso,* pues en su acepción etimológica no define claramente el sentido que toma la Naturopatía actualmente. Aunque si es verdad que para definir una ciencia hay que recurrir a algo más que a su simple sentido etimológico.

Pues bien, desde el punto de vista etimológico, Naturopatía viene del Latín **Natura,** que significa naturaleza, modo de ser, temperamento, dones naturales natural, la naturaleza como conjunto de seres y de fenómenos naturales; y del griego **Pathos**, que significa sufrimiento, afección, que como concepto filosófico (estoicismo) está asociado a elemento de maduración del ser humano, y, como concepto religioso (tradición judeo-cristiana) está asociado a elementos soteriológicos de gran incidencia en la naturaleza humana, es decir, el concepto de Pathos como elemento de comprensión existencial.

El concepto Pathos es complementariamente opuesto al concepto de Nouson (enfermedad) que tradicionalmente desde Hipócrates es considerado el objeto formal de la Medicina, pero no de la Naturopatía. Como ejemplo véase en el Corpus Hipocrático como existen los dos términos como títulos diferentes de algunos tratados: *Perl pathon* (traducido al latín como "De affectionibus" y al castellano como "Sobre las afecciones"), y *Peri nouson* (traducido al latín como "De morbis" y al castellano como "Sobre las enfermedades"), *Peri ton entos pathon* (De affectionibus internis - Sobre las afecciones internas), y *Peri hieres nousou* (De morbo sacro - Sobre la enfermedad sagrada). Otro ejemplo lo podemos ver con la asignación de los dos términos que se utilizan para distinguir las dos grandes escuelas de la *tékhne iatrike* que protagonizaron los comienzos de la desacralización de la praxis curativa: La Escuela de Cos se la considera, principalmente, **patológica** y la Escuela de Crido se la considera, eminentemente, **nosológica**. Como se ve los dos términos son utilizados con acepciones diferentes, aunque algunos autores interpreten este fenómeno como un caso de ambigüedad y de falta de definición.

De esto podemos deducir que, desde el punto de vista etimológico, **Naturopatía significa la comprensión y superación del sufrimiento físico, emocional, psicológico (plano individual) y social (plano colectivo) a través de la integración (diferenciada de una simple adaptación) en la naturaleza utilizando los medios naturales, previamente cognitados.** Con esto queda superada la oscura y ambigua definición de Naturopatía como "el mal estudiado en función de la naturaleza" y retomamos el sentido originario de su acepción en inglés de <u>The Nature's Path</u> que significa el "Sendero de la Naturaleza".

Efectivamente, desde el punto de *visto* histórico-etimológico, el término Naturopatía es un neologismo anglosajón introducido en nuestro idioma, el cual está formado por dos términos: **<u>Nature</u>** que significa naturaleza y **<u>Path</u>** que significa sendero; es decir el Sendero de la Naturaleza. Pero el término ingles *Path* deriva del sánscrito *Patha* quien a su *vez* deriva de *Pathya* que significa "lo apropiado para el propio camino", es decir, el conjunto específico de las reglas higiénico-dietéticas y las actividades que hacen que los *doshas* vagabundos vuelvan a sus respectivos caminos corporales adecuados y el individuo a su senda vital adecuada.

Así pues podemos ahondar más en la definición etimológica de Naturopatía y añadir que es **el conjunto de reglas higiénico-dietéticas y actividad que hacen que las funciones y estructuras orgánicas vuelvan a normalizarse en armonía con las leyes naturales y la persona vuelva a su senda vital adecuada con la Natural**

8. 1.3. *El concepto de Naturopatía*

A. <u>Evolución del concepto de Naturopatía y el problema de la Nomenclatura.</u>

Mantener *relevante* el término y concepto de Naturopatía en los últimos 25 años[1] ha supuesto un enorme esfuerzo de sistematización para llevar a cabo el objetivo de que la Naturopatía se convierta en un área del saber humano con su propia especificación. Como todos los conceptos, también el de Naturopatía ha sufrido a lo largo de los años una evolución que le está llevando a convertirse en la evolución lógica de todo saber humano: ***en una ciencia como sus características propias.***

Antes de entrar en el tema vamos a exponer el siguiente gráfico, donde se puede ver una visión global de los distintos conceptos que van a dar lugar al concepto de Naturopatía, como Método Natural Aplicado en el Campo de la Salud. Estos conceptos[2] forman el bagaje histórico que fundamentan el actual concepto de Naturopatía; el recorrido histórico nos da una visión del esfuerzo compresor de una visión de la salud basado en el estilo de vida, en la adecuación a las leyes de la naturaleza, en la armonía con los elementos que conforman la naturaleza humana, la naturaleza cósmica y la naturaleza social, además de buscar una relación transpersonal.

Así mismo estos conceptos están mezclados con otros conceptos que históricamente han servido de matriz unilateral para explicar el concepto de salud a lo largo de la historia; pero de todas formas los conceptos no se pueden sacar de su contexto histórico y darle una explicación o significado desde nuestro tiempo y cultura actual, además de las dificultades que implican las traducciones, las cuales también tienen su contextualidad histórico-social.

Por tanto pretendemos exponer una serie de conceptos que, dentro de un marco teorético, van a servir para darle un sentido etimológico al concepto de Naturopatía como área del saber específica dentro del marco de las Ciencias de la Salud.

Estos conceptos marcan la evolución de la relación entre Salud y Estilo de Vida. Desde la más remota antigüedad ha habido una corriente de conocimiento que ponía en estrecha vinculación el disfrutar de un Estado Optimo de Estilo de Vida relacionado con el medio ambiente (Naturaleza) y con la convivencia pacífica y constructiva entre los seres humanos y las sociedades.

La evolución del concepto hasta nuestro días sigue el hilo conductor que pretende demostrar el conjunto de realidades culturales que ha priorizado un concepto de salud libre de todo contenido abstracto o subyugado a entidades extrañas.

Esta evolución podemos seguirla a través de los conceptos reflejados en el siguiente gráfico:

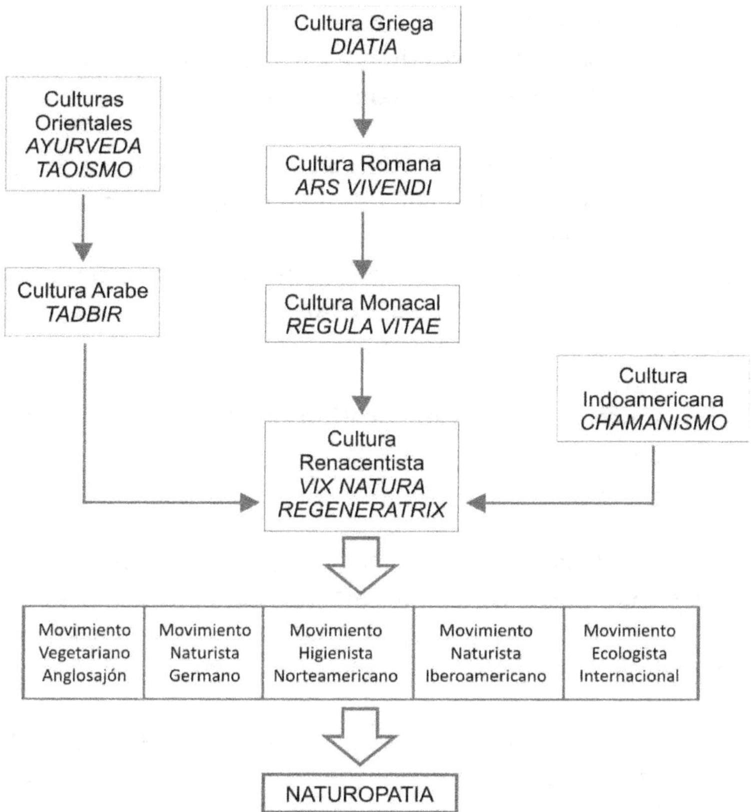

Hasta el concepto actual de Naturopatía como Método Natural Aplicado en el Campo de la Salud, y a lo largo del devenir histórico, se ha ido definiendo esta acentuación de la búsqueda de la Salud como elemento dentro de una filosofía de vida, desde la Diaitia griega, pasando por el Taoísmo Chino, el Ayurveda Hindú, el Chamanismo Indio, hasta la Regula Vitae de los Benedictinos, la Vix Natura Regeneratrix del Renacimiento y los grandes movimientos prosalud a través de la Naturaleza. Dentro de este gran marco conceptual, Salud es igual a Armonía con la Naturaleza global y además, a parte de los principios filosóficos, existen una serie de praxis que permiten restablecer el equilibrio perdido y mantenerlo. El intento de sistematización de todo este universo conceptual se intento darle forma con la apertura de la primera escuela de Naturopatía[3] donde se impartieron dichas enseñanzas con carácter profesional.

El término *NATUROPATÍA* fue acuñado a finales del siglo pasado por Benedict Lust, para definir el Método Natural Aplicado en el Campo de la Salud, quien instituyó el primer centro docente donde se impartieron las primeras enseñanzas profesionales de Naturopatía con su respectivo diploma: **"The American School of Naturopathy"**[4], que abrió sus puertas en New York en 1892.

Semánticamente, el termino Naturopatía es un neologismo que proviene del inglés The Nature's Paht, que significa "El Sendero de la Naturaleza".

El término por el cual se ha definido la Aplicación del Método Natural en el Campo de la Salud ha seguido un proceso de evolución semántica diferente en las distintas culturas que conforman el mundo occidental[5].

En la cultura anglosajona el término utilizado ha sido el de *Naturopaths;* y el ejemplo más evidente lo podamos ver en el nombre que se le dio a una de las primeras entidades organizativas profesionales: **"Council & Register of Naturopahts"**, fundado en 1934 en el Reino Unido.

En la cultura germánica encontramos dos términos, uno es el de *Naturheilkunde*[6]", que fue utilizado por primera vez por RAUSE en 1838 para referirse al uso y características de la hidrohigiene, pero con el tiempo se fueron agrupando bajo su nombre técnicas de masajes, ejercicios gimnásticos, el uso del sol y del aire, dietas vegetarianas e inclusive el empleo de plantas medicinales[7]. El otro término, *Heilpraktiker,* fue acuñado en 1939 para darle un estatus legal a los practicantes del Método Natural en el Campo de la Salud; la Ley sobre el ejercicio profesional de la Ciencia de la Salud sin nombramiento (Ley Heilpraktiker) data del 17 de Febrero de 1939 (Boletín del Reich, parte 1, del 20-2-1939)[8].

En la cultura latinoamericana se han utilizado varios términos, siendo el más importante, en relación con la Naturopatía, el término Naturismo, término que ha dado lugar a grandes confusiones en torno a la profesionalidad de los practicantes del Naturismo[9]. En España la postura más clara al respecto la dejó asentada el Dr. Ramírez cuando dijo "Vaya por delante y en primer término mi absoluta disconformidad con el término naturismo, tan sobado como propenso a molestas confusiones, contaminado de vulgaridad y mancillado por errores y fanatismo"[10] Pero de todos formas, se siguió utilizando tanto el término naturismo, como los términos naturismo sanitario[11] y naturismo médico[12]

En Sudamérica la polémica se salvó con la sentencia absolutoria más importante, para nuestra profesión, que fue la que dictó la Iltma. Corte de Apelaciones de Santiago (Chile) el 30 de Agosto de 1937 a favor de D. Manuel Lezaeta Acharán. La sentencia termina diciendo en el punto 8) "Que por sentencia de este Tribunal de 12 de noviembre de 1935, se dejo establecido que <u>los sistemas naturistas, más que un sistema curativo, importan un régimen de vida"</u>[13].

El otro término que se utilizó, y que en algunos ámbitos se sigue utilizando todavía, es de Naturología, término que se acuño (Juan Steven Dulin y Rosendo Argüello) para evitar la confusión a que daba lugar la adopción en castellano del término Naturopaths por el de Naturopatía.

En resumen, el término hoy en día adoptado internacionalmente es el de Naturopatía[14], sobre todo a partir de la publicación de la Clasificación Internacional Uniforme de Ocupaciones (CIUO-88, adoptada como Resolución III -Resolución sobre la revisión de la

Clasificación Internacional Uniforme de Ocupaciones- por la decimocuarta Conferencia Internacional de Estadígrafos del Trabajo, el 6 de noviembre de 1987) establecida por la Organización Internacional del Trabajo (O.I.T.), la ocupación de Naturópata queda encuadrada de la siguiente manera:

- ✓ <u>Gran grupo 3:</u> Técnicos y Profesionales de nivel medio[15]
- ✓ <u>Subgrupo principal 32:</u> Técnicos y profesionales de nivel medio de las Ciencias Biológicas, la Medicina y la Salud[16]
- ✓ <u>Subgrupo 324:</u> Practicantes de la Medicina Tradicional y Curanderos. [17]
- ✓ <u>Grupo primario 3241</u>: Practicantes de la Medicina Tradicional.[18]
- ✓ <u>Ocupación C):</u> Naturópata[19]

Tema 9.- Aproximación crítica y estructuración del concepto de Naturopatía. La vaguedad conceptual. Las tres posturas que se dan en la Historia de la Naturopatía acerca de su especificidad como disciplina científica. Los Constructos en Naturopatía. Naturopatía y Medicina Natural.

<u>9.1 Aproximación crítica y estructuración del concepto de Naturopatía.</u>

El pecado habitual y verdaderamente imperdonable de la literatura naturopática es su vaguedad[20]. Llegar a un concepto claro exige una revisión crítica de toda esa literatura y elaborar una aproximación conceptual más acorde con el sentido que actualmente está tomando la Naturopatía en la sociedad moderna.

La vaguedad conceptual esta generada por una falta de claridad teórica[21] acerca de lo que realmente es la Naturopatía, por tanto urge la necesidad de elaborar una Teoría Integradora y Sistemática de la Naturopatía. Siguiendo en esta línea vamos a analizar las tres distintas posturas que se dan en la historia de la Naturopatía acerca de su especificidad como disciplina científica:

I. La primera, que podíamos denominar **Corriente Marginal,** es la que considera el estudio de la Salud en su vertiente natural, objeto formal de estudio de la Naturopatía, como una de las partes de otro objeto de estudio, do otras preocupaciones intelectuales; es decir, la salud seria un cuestión de reflexión filosófica y de actitud vital ante la vida. Se intentaría conocer los fines, que obviamente dependerían de la concepción total de la vida, y, por tanto, se intentaría reducir el estudio de la salud a la que podíamos llamar una filosofía salutista identificada con la corriente que se queda exclusivamente en el plano filosófico. La Salud, el alcanzar un Estado Optimo de Salud, ha formado parte de una concepción global de la vida, sus postulados pertenecen a un cuerpo de doctrinas que abarcan algo más que unas simples reglas para recuperar o mantener la salud; por tanto, en esta corriente estarían representadas las grandes filosofías que contemplan el recto vivir: Pitagorismo, Taoísmo, Budismo, Naturismo, Higienismo, Vegetarianismo.

El problema metodológico que presenta esta tendencia es la dificultad para que, con sus postulados, puedan generarse principios, explicaciones y prescripciones de intervención Naturopática, al quedarse exclusivamente el plano filosófico.

II. La segunda, que podíamos denominar **Corriente Subalterna**, es la que ha sido representada por los llamados médicos naturistas los cuales subordinan el estudio de la Salud en su esfera natural al campo exclusivo de la medicina intentando, por ello, medicalizar la Naturaleza. Los defensores de esta corriente consideran que el naturismo como filosofía salutista y la Naturopatía como ciencia, tecnología y praxiología de la salud, en su vertiente natural, tiene que estar subordinada al campo de estudio de la medicina[22], es decir que sea una especialidad médica mas, según unos, y una corriente de renovación de la medicina, según otros.

III. La tercera, que podemos denominar **Corriente Autónoma**, justifica y explica la intervención naturopática mediante la elaboración de una estructura teórica de interpretación del fenómeno Salud desde su vertiente Natural[23]

Una forma de conocimiento puede considerarse autónoma cuando crea, organiza y delimita su propio campo conceptual con sus correspondientes pruebas a cerca de la veracidad de sus proposiciones; por tanto, si la dimensión natural, es considerada como un ámbito de la realidad con significación intrínseca, será preciso elaborar teorías sustantivas y tecnologías especificas de la salud desde su ámbito natural. Esta corriente mantiene que la

Salud, en su dimensión natural, es objeto de estudio formal y praxis concreta de la Naturopatía como sistematización teórica y práctica de los conocimientos acerca de la salud desde su parcela natural, que es lo que realmente le da su carácter autónomo: **su objetivo metodológico**, ya que su objetivo formal es objeto de estudios de otras disciplinas como veremos más adelante.

Estas tres corrientes siguen presentes, todavía, en la casuística naturopática, aunque la última es la que arroja perspectivas de seguir una línea de realizaciones teóricas y prácticas que fundamenten el saber naturopático (lógicamente teniendo en cuenta las aportaciones filosóficas de la primera y las aportaciones epistemológicos de la segunda).

De aquí, pues, que pueda defenderse el carácter de la Naturopatía como ciencia autónoma. La Naturopatía como Ciencia de la Salud, queremos afirmar que, epistemológicamente (por la forma de conocer) y ontológicamente (por el ámbito de realidad que se estudia, la Salud en su dimensión Natural) es susceptible de estudio científico autónomo; por tanto afirmamos que la Naturopatía, como Ciencia de la Salud es disciplina científica autónoma como la psicología, la medicina, la biología, la estomatología, la fisioterapia, la podología etc.

Pues bien llegados a este punto podamos ya tener un concepto más claro de lo que es la Naturopatía, aunque todavía falta, para llegar a una clara definición, puntualizar algunas concepciones para sus estructuración Teórica y Metodológica. Entre ellas, una de la más importante es la confusión sistemática de la Naturopatía con otras pseudodisciplinas llamadas alternativas o naturales; para aclarar esta situación vamos a utilizar los siguientes *constructos:*

✓ **<u>Conceptos equivalentes</u>.** Se entiende por conceptos equivalentes aquellos que por sus características definitorias tienen un alto grado de coincidencia, por ejemplo el concepto de **Naturopatía** es equivalente al concepto de **Higiene Vital.**

✓ **<u>Conceptos intercambiables</u>.** Son aquellos conceptos que se pueden intercambiar sin que por ello pierdan su sentido originario, simplemente se intercambia aquellas características que tienen en común, por ejemplo **Naturopatía** seria intercambiable con el concepto de **Naturología.**

✓ **<u>Conceptos auxiliares</u>.** Son aquellos que sirven como características adherentes al concepto primigenio, es decir aquellas características que se pueden poner o quitar sin que por ello cambie el sentido originario, por ejemplo **Vitacultor** sería un concepto auxiliar de la **Naturopatía,** al igual que **Antropónomo, Trofología, Consejero en Salud, Biocultura ...**

✓ **<u>Conceptos opuestos</u>.** Son aquellos que carecen de puntos en común tanto en su metodología como en su epistemología, son aquellos que pertenecen a niveles de la realidad diferentes. Por ejemplo el concepto de **Medicina Alternativa** es opuesto al concepto de **Naturopatía,** igual que el de **Técnico Sanitario Alternativo, Medicina Blanda, Antimedicina, Medicina Holística, Medicina Verde, Medicina ecológica, Medicina Cuántica-Holográmica, Curanderismo, Bioterapeuta, Terapeuta Holístico….**

La otra puntualización es la confusión sistemática con la Medicina Natural, confusión que se solventa aplicando lo expuesto sobre la Corriente Subalterna, pero también vamos a apuntar los siguientes elementos de reflexión para buscar vías de esclarecimiento haciendo este esquema comparativo entre los distintos conceptos:

☑ **NATUROPATÍA**	☑ **MEDICINA NATURAL**
✓ Ciencia de la Salud de carácter autónomo ✓ Superación del paradigma medico como eje central de la salud ✓ Su objeto formal de estudio es la salud, y, por tanto, su epistemología y metodología no está basada en el binomio patología/terapéutica ✓ Se utiliza de una manera directa los Agentes Naturales es una aplicación Salutista y no Terapéutica ✓ La filosofía naturista, la pedagogía higienista y el método constructivo-natural son los ejes centrales de la Naturopatía. ✓ El paradigma de la Naturopatía es la Naturaleza. ✓ Recursos salutíferos ✓ Remedios higiénicos ✓ Finalidad Salutista ✓ Trabaja en Areas-no-clínicas ✓ Fundamento antropológico ✓ Salutificar a la persona ✓ Su objeto formal de estudio son Procesos Higiológicos ✓ El acto naturopático se fundamenta en el Dialogo, la Catástasis y la Calobiosis ✓ Su objetivo metodológico es la educación y la Promoción de la Salud ✓ Aplicación del método y sistema naturista-higienista en el ámbito de la salud ✓ Naturalización de la salud ✓ Dimensión pedagógica de la Naturopatía	✓ Disciplina subalterna de la medicina ✓ La medicina sigue siendo el eje central de la salud ✓ Su diferencia con la medicina está en el aspecto terapéutico, pues el objeto formal de estudio sigue siendo la enfermedad, es decir, tiene otro enfoque de la enfermedad, otra manera de tratarla. ✓ Se medicaliza la naturaleza, es decir, de Salud en la persona, es decir, el criterio naturista se aplica medicalizado por la casuística médica, y se subsume a la metodología médica ✓ Los elementos que conforman el naturismo son simples agregados, disconformes y renovadores al corpus médico como una alternativa más ✓ La naturaleza es utilizada como agente curativo ✓ Remedios terapéuticos ✓ Recursos curativos ✓ Finalidad terapéutica ✓ Trabaja en aéreas clínicas ✓ Fundamento biológico ✓ Curar la enfermedad ✓ Su objetivo formal de estudio son Entidades Nosológicas ✓ Se fundamenta en el acto médico Anamnesis, Diagnostico y Tratamiento ✓ Su objetivo metodológico es prevenir y curar la enfermedad por

✓ Aplicación de los Agentes Naturales de Salud personalizados ✓ Autogestión de la salud. ✓ Responsabilidad individual social de la Salud	tratamientos naturales. ✓ Aplicación exclusiva de la tecnología naturista en el ámbito de la medicina ✓ Medicalización de la salud ✓ Enfoque medico del naturismo, el naturismo como terapia ✓ Aplicación de los agentes curativos físicos individual izados ✓ Dependencia de los Servicios de Enfermedad

Con esto pretendemos aclarar que la Naturopatía tiene su propio universo conceptual, que evidentemente es abierto y dinámico e interrelacionado con las demás áreas del saber humano.

Tema 10.- Sobre los conceptos fundamentales de la Naturopatía. El acto naturopático: Dialogo, Catástasis y Calobiosis. Legitimación del término "terapia, terapéutico, terapeuta "en Naturopatía.

<u>10.1 Sobre los conceptos fundamentales de la Naturopatía.</u>

La Naturopatía es una ciencia joven con solo una breve historia de conceptos técnicos a su espalda, En su proceso de sistematización y, por tanto, de adquisición de un lenguaje propio que exprese los contenidos formales de la Naturopatía, como Ciencia de la Salud, vamos a ver una serie de conceptos claves que están dándole su dimensión como área del saber de carácter autónomo.

Entre estos conceptos los más importantes a destacar son los que intentan formalizar ese salto de la Naturopatía "parte de la medicina" a la Naturopatía como Ciencia de la Salud, siendo los más importantes aquellos que explicitan claramente el hecho del acto naturopático:

DIALOGO

CATASTASIS[24]

CALOBIOSIS[25]

El Dialogo es la primera fase del acto naturopático en la que se establece la relación entre el Naturópata y Consultante; esta fase dialógica establece un concepto propicio para utilizar en Naturopatía, tanto a niveles metodológicos como a niveles de diferenciación epistemológica dado que el acto de la anamnesis es un acto y concepto especifico do una praxis profesional establecido desde su nacimiento; así pues si en la Naturopatía vamos a imitar o piratear de otras Ciencias de la Salud sus conceptos fundamentales (anamnesis, diagnostico y terapéutica) y lo único que va a diferenciar la praxis naturopática es la terapéutica entonces lo que se está realizando es un acto pseudomédico, es decir lo que se denomina Medicina Alternativa, Medicina Complementaria etc.... y como estamos desarrollando una

Teoría de la Naturopatía para justificar y demostrar su existencia como área del sabor autónoma e interrelacionada con las demás Ciencias de la Salud, incluida la Medicina, entonces es necesario partir de un acto naturopático que diferencie a la Naturopatía en su búsqueda de su identidad como área del saber humano.

La fase dialógica pone en contacto al profesional de la Naturopatía con el Consultante estableciendo lo que denominamos el Campo Higiológico, donde el Naturópata y el consultante rompen con la "Y" copulativa y establecen unas reglas básicas para la comprensión y recuperación de un Estado Óptimo de Salud.

En esta fase, el Naturópata va a realizar una recogida de datos realizando el denominado Historial Personal de Salud (HPS), en él se van a ir anotando todos los datos relacionados con los 18 Indicadores del estado de salud (IES), de una manera abierta o cerrada; es decir dirigiendo el dialogo según el orden de los IES o dejándolo abierto a que el Consultante vaya expresándose y comunicando según vaya fluyendo. Normalmente el Dialogo va a comenzar preguntando por el motivo de la consulta, lo cual va dando pauta para ir desarrollando poco a poco la conversación, intentando comprender cuál es la motivación que la trae la persona al Servicio de Naturopatía para así enfocar los elementos que componen el dialogo.

La Biohigiografía se va a ir desarrollando de una manera fluida donde el consultante está participando y colaborando en su realización, donde va a comprender como es y como ha sido su estilo de vida, enmarcado evidentemente en el contexto sociocultural. Encauzar está compresión es lo que denominamos **descubrimiento**: la persona va poco a poco descubriendo el proceso de su salud a lo largo de su vida relacionándolo con los 18 IES, y lo va descubriendo de una manera desculpabilizadora lo cual le va a inducir a la responsabilización de su salud dentro del marco social propiciatorio. Este punto es importante pues la persona descubre un proceso que va a relacionar, relación que tiene que estar encauzada hacia un concepto de no culpabilización ya que de esta percepción va a depender otros elementos fundamentales del Dialogo como es la concienciación, la participación y la colaboración en su propio proceso de salud que al final le va a dar una comprensión de los elementos fundamentales para disfrutar de un Estado Optimo de Salud personal y sus implicaciones sociales.

En el esquema siguiente vemos ejemplificado la fase dialógica.

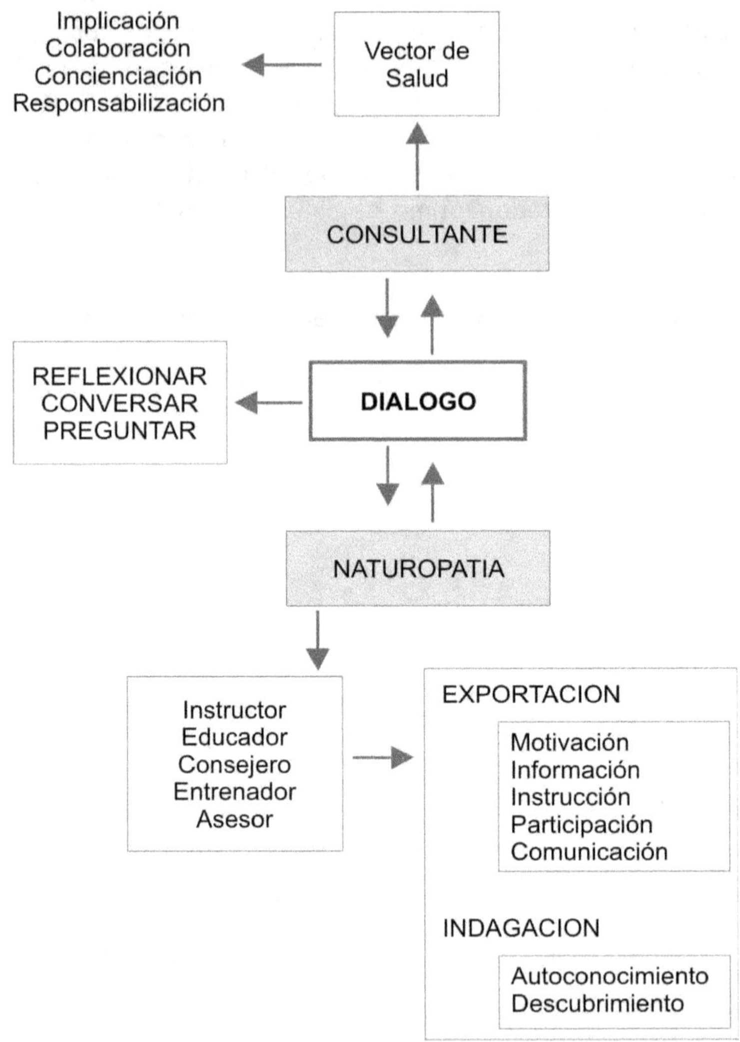

En el dialogo se establecen tres acciones fundamentales: conversar, reflexionar y preguntar; elementos que se establecen entre el Naturópata y el Consultante de una manera biunívoca e interactiva. En este proceso las tareas que se asignan al Naturópata son la de *instructor* en todas las actividades relacionadas con la salud personal y comunitaria, como por ejemplo instruir sobre la elección de estilos de vida saludable o campañas de promoción para la salud; *educador* en todos los contenidos relacionados con la salud, como por ejemplo tareas de educación para la salud en temas de alimentación, utilización de los agentes naturales de salud, educar para el aprendizaje de comportamientos saludables, etc.; *entrenador* en habilidades saludables, como por ejemplo entrenamiento en técnicas de relajación, de respiración, de ciertos ejercicios físicos con finalidad higiénica; y *consejero* en todos los asuntos relacionados con la salud en su vertiente natural.

Y las funciones que realiza el Naturópata en la fase dialógica son:

A) La **exhortación,** donde hay que comenzar por conocer la motivación que lleva al consultante a utilizar nuestros servicios, es decir, conocer su nivel de cultura de la salud, así como establecer un nivel de motivación en el sentido contrario para que la persona consultante sea motivada a realizar el Programa Personal de Salud y en consecuencia obtener los objetivos de una mejoría en la calidad de vida.

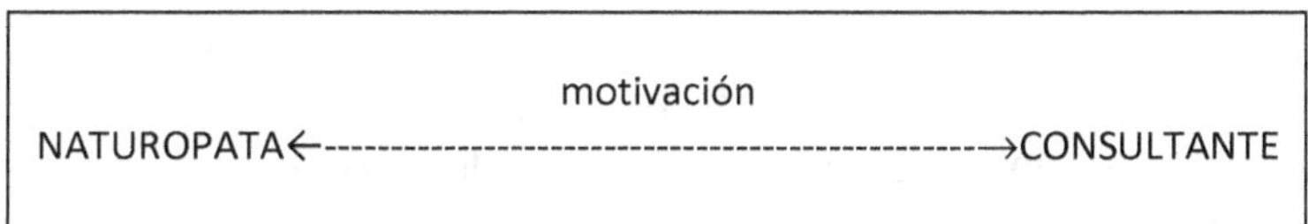

En segundo lugar se procede a la **información** sobre el funcionamiento de la aplicación de los Métodos Naturales de Salud, información que realizamos mediante mensajes de salud en lenguaje sencillo para que la persona consultante se vaya orientando sobre la etiología de la salud, es decir, las causas que producen salud en las personas y en la comunidad.

En tercer lugar procedemos a la **comunicación** sobre los objetivos a conseguir en la aplicación del P.P.S. para que la persona consultante vaya adquiriendo una autoconfianza a la autogestión de su salud.

En cuarto lugar se procede a consensuar, mediante la **instrucción,** el P.P.S., el cual es un diseño conjunto entro el Naturópata y la persona consultante.

Y en quinto lugar queda abierto el camino para la **participación** activa de la persona consultante en el proceso de salud.

B)   La **indagación,** donde la persona consultante y conociendo cual es su proceso de salud, tanto en el pasado, presente y su futuro (conocimiento de su biohigiografía), es decir va conociendo como incide en su estado de salud la herencia genética, los hábitos alimenticios, su conducta en la familia, en el trabajo, el sitio donde vive, la actividad física... etc; y a la vez va descubriendo cuales son los Indicadores del Estado de Salud que van marcando su proceso de salud (su hagiografía), con el objetivo de que la persona consultante vea su proceso como algo natural, quitando cualquier complejo de culpabilidad.

Por tanto el objetivo último del Naturópata es conseguir que la persona consultante se convierta en un vector de salud, en un agente de salud, que con su comportamiento saludable incide en su medio ambiente, en su medio social, para ello la persona consultante tendrá que cumplir con los siguientes requisitos:

- **Implicación** personal en el proceso de salud, ha de convertirse en el protagonista de su salud.
- **Colaboración** con el profesional, anotación de respuestas, la persona va marcando la pauta.
- **Elaboración** del Cuaderno de Salud.
- **Concienciación,** adquisición de pautas y estilos de vida saludables.
- **Responsabilización** tanto en lo personal como en lo social

Después de acotar lo que entendemos por acto naturopático, vamos a abordar otro concepto que conforma el núcleo definitorio de la Naturopatía como saber autónomo dentro del marco de las Ciencias de la Salud. Este concepto exige la investigación de un término que se adecue al concepto de utilización de los Agentes Naturales de Salud obviando el término terapéutica. Esta búsqueda podemos hallarla según los siguientes argumentos:

1º Argumentos de índole metodológicas, donde están las tesis mantenidas por los distintos autores a lo largo de la historia reciente de la Naturopatía. Aquí hemos elegidos dos obras clásicas en el corpus naturopático, una donde solo está elaborado el criterio naturopático y otra de corte explícitamente naturopático.

En la primera, el autor que más explícitamente habla del abandono del término terapéutica para referirse a la tecnología naturopática está Manuel Lezaeta Acharán[26], quien lo expresa de la siguiente manera: "La medicina, cualquiera que sea su nombre, siempre actúa sobre dos fundamentos convencionales:

La Patología que es estudio de las enfermedades y Terapéutica, que enseña procedimientos para combatir dichas enfermedades", y continua diciendo "mi sistema[27] se desentiende en absoluto de la Patología y la Terapeútica, y se dirige solo a la normalidad funcional, es decir, a la salud enseñando al sujeto a recuperarla o conservarla mediante el Equilibrio Térmico de su cuerpo y para obtenerlo bastara con el uso adecuado de los agentes naturales de vida, aire, agua, luz, sol, tierra y alimentación conveniente a base de frutas y ensalada crudas"

En la segunda, los autores[29] que profundizan sobre la no utilización del término terapia en Naturopatía son Pierre Marchesseau y Grégoire Jauvais[29] quienes teorizan en los siguientes términos: "Los métodos terapéuticos son métodos de socorro, de extrema urgencia; por muy útiles que sean en determinadas circunstancias, continúan siendo << incompletos>> muchas veces peligrosos, y dan una falsa seguridad. Es bueno conocer sus límites y no pedirles más de lo que puedan dar", y continúan diciendo "Otras técnicas deben intervenir; los << métodos de salud>>, destinados a mantener los órganos intactos y, en caso de necesidad, a restaurar las funciones principales y los órganos que presiden la vida. Esos métodos pertenecen particularmente a la Naturopatía.

Y para concretar más el concepto de "métodos de salud" proponen[30] la utilización de otro sufijo, que no sea el de terapia, para referirse a los Agentes Naturales de Salud; es decir plantean su sustitución por la terminación "tecnia". Dicen textualmente: Ej. "masoterapia (medicina por las manos), masotecnia (higiene por las manos. Terapia = medicina; Tecnia = Higiene".

2º Argumentos de índole corporativo y deontológico donde están las directrices corporativas y éticas de la correcta praxis naturopática. En este sentido exponemos:

En el código deontológico aprobado por la Federación Internacional de Naturopatía, en 1986 en París, en su artículo 3º punto 3 dice *"Ne jamais utiliser le mot "thérapie" mais designer l'agent naturel par un synonyme de portée plus generale"*,[31].

Y en el artículo 10, punto (4), del Estatuto General de la Naturopatía dice: "Los Programas de Salud, elaborados por el Naturópata, no tendrán finalidad terapéutica..."

3º Argumentos de índoles jurídicos, donde encontramos el marco legal donde se desarrolla la utilización de algunos elementos de la actuación naturopática, como son todos aquellos productos que están registrados como "productos dietéticos", a saber:

En el Real decreto 1809/1991, de 13 de diciembre, por la que se modifica la reglamentación Técnico-Sanitaria para la elaboración, circulación y comercio de preparados alimenticios para regímenes dietéticos y/o especiales, aprobada por el Real Decreto 2685/1976, de 16 de Octubre, refiere en el artículo 20.5 "El etiquetado y las modalidades utilizadas para ello, la presentación y publicidad de los productos mencionados en el arto 2º no deberán atribuir a los mismos propiedades de prevención, de tratamiento o de curación de una enfermedad humana ni evocar tales propiedades"[32].

4º   Argumentos de índole semántica, donde se encuentra tanto el origen del término[33] como su encuadramiento como parte de la medicina, por tanto su uso en otra disciplina científica seria practicar el filibusterismo semántico y el intrusismo pseudocientífico, en este sentido encontramos las siguientes definiciones:

En el Diccionario de la lengua española[34], el termino Terapéutica se define "Parte de la Medicina que enseña los preceptos y remedios para curar". Y en el Diccionario terminológico de ciencias médicas (ed. Salvat, Barcelona 1981), se define el término terapéutica de la siguiente manera: "Parte de la medicina que se ocupa del tratamiento de las enfermedades, ciencia o arte de curar o aliviar, que comprende el estudio de los medios propios para este fin".

Y el término Terapeuta (del griego therpeuein) significa "servir, cuidar", y según el Diccionario de la lengua española[35] también se refiere a Terapeuta como "Dícese del individuo de una antigua secta religiosa que observaba algunas prácticas cristianas". Y ampliando la definición[1], encontramos: "Dícese de uno de los monjes anacoretas judíos de la secta de los esenios, o de doctrina afín a la de los de éstos, cuyo centro fue Alejandría de Egipto. Florecieron durante los primeros siglos de la Iglesia".

Por tanto, podemos sacar la siguiente conclusión:

Por cuestiones de método, jurídicas, corporativas y deontológicas, semánticas y etimológicas, se exige el abandono radical y la no utilización[36] del término Terapeútica, Terapia o Terapeútica en el Corpus Naturopaticum. Para ello, y dentro del marco teórico expuesto, proponemos utilizar el término Higiene[37], para referirnos a la utilización de los Agentes Naturales de Salud, es decir en su aplicación en el Programa Personal de salud con finalidad higiénica[38] y, por tanto, el término para definir a los Agentes Naturales de Salud sería posponerle el sufijo higiene[39] por ejemplo Hidroterapia = curación por el agua; Hidrohigiene = Salud por el agua; Fitoterapia = curación por las plantas; Fitohigiene = Salud por las plantas...[40]

Estos conceptos nucleares demuestran la configuración sistemática de la Naturopatía como disciplina científica autónoma y abren vías de investigación para sucesivas aportaciones en línea con la configuración de la Naturopatía como área del saber humano.

Tema 11.- La definición de Naturopatía. Definiciones aproximativas. Hacia una definición integradora de Naturopatía. Estructura sistemática de la Naturopatía.

A. <u>La definición de Naturopatía</u>

Antes de llegar a una definición de Naturopatía vamos a partir de una serie de acepciones que pueden marcar la pauta para esa reelaboración conceptual de la Naturopatía. Veamos cuales pueden ser esas definiciones aproximativas:

- ✓ La Naturopatía es Arte y Ciencia de la Salud en su dimensión natural. Es ciencia descriptiva, teoría normativa, realización práctica.
- ✓ La Naturopatía es una Ciencia de la Salud junto a las demás ciencias de la salud -académicamente reconocidas- (medicina, DUE, estomatología, podología, fisioterapia, dietética y alimentación humana...), aunque distinguiéndose de ellas por dar un carácter prioritario a la Salud en su dimensión Natural y, por consiguiente, formando grupo aparte.
- ✓ La Naturopatía es una de las Ciencias de la Salud que se ocupa del aspecto natural de la salud.
- ✓ La Naturopatía es Ciencia y Arte de la Salud en su dimensión Natural. Conocimiento cierto y sistemático de la esencia, propiedades y relaciones de la Salud en su ámbito natural.
- ✓ Se concibe a la Naturopatía como la teoría y praxis de la Salud Natural.
- ✓ La Naturopatía es el estudio de la salud en cuanto hecho natural.
- ✓ La Naturopatía es arte antiguo, ciencia nueva
- ✓ Conjunto sistemático de verdades demostradas acerca de la Salud en su dimensión Natural.
- ✓ La Naturopatía es la ciencia y la técnica de la Salud en su ámbito Natural.
- ✓ La Naturopatía es una Ciencia de la Salud

- ✓ La Naturopatía es un dominio racional y disciplinable, con pretensión científica.
- ✓ La Naturopatía es ciencia, tecnología, praxiología... la Naturopatía tiene una dimensión científico-filosófica (fundamental), una dimensión tecnológica (mediadora) y una dimensión praxiológica (aplicativa).
- ✓ En el uso actual del lenguaje está más justificada la definición de Naturopatía como Ciencia de la Salud.

De todas estas definiciones, que pueden ser algunas más, podemos ir sacando una primera definición de Naturopatía

B. <u>Hacia una definición integradora de Naturopatía</u>

La Naturopatía tiene como objeto formal de estudio la Salud en su dimensión natural, que es un fenómeno complejo, dinámico, interactivo, intraactivo y holista, y por tanto exige una metodología de estudio que sea a la vez dinámica, interactiva, holista y creativa. Así pues, podemos decir que la Naturopatía es una disciplina integrativa que tiene como objeto formal de estudio la salud en su vertiente natural y como objetivo metodológico la Integración del ser humano con la naturaleza, es decir, la adaptación consciente a las Leyes Naturales como medio de alcanzar ese Estado Optimo de Salud (entendida en sentido amplio, y no exclusivamente fisicalista).

De esta manera ya podemos sacar esta definición: **"la Naturopatía es la disciplina que sistematiza los conocimientos científicos, tecnológicos y praxiológicos sobre la salud en su dimensión Natural"**

A continuación vamos a ejemplificar esta definición en el esquema adjunto, donde podemos ver la estructura sistemática de la Naturopatía:

☑ *ESTRUCTURA SISTEMATICA DE LA NATUROPATÍA*	
✓ OBJETO FORMAL	• La Salud en su vertiente natural
✓ OBJETIVO DE LA INVESTIGACION	• Etiología de la Salud
✓ OBJETIVO METODOLOGICO	• Educación para la Salud y Promoción de la Salud
✓ TECNOLOGIA	• Agentes Naturales de Salud
✓ PRAXIOLOGIA	• Programa Personal de Salud

Tema 12.- La Naturopatía como Ciencia. Las vías de acceso al conocimiento de la realidad. Concepto de ciencia. Criterios de demarcación de la ciencia. El contenido de la ciencia. Supuestos básicos de la investigación científica. La Naturopatía en el esquema de las ciencias. La Naturopatía como ciencia natural. La Naturopatía como ciencia social. La Naturopatía como ciencia de la salud.

Seguidamente vamos a estudiar por partes la Naturopatía como ciencia, como tecnología y como arte, para así justificar el hecho de la existencia de la Naturopatía como disciplina autónoma, pues cuando hablamos de la Naturopatía como Ciencia de la Salud queremos afirmar que, epistemológicamente, por la forma de conocer y, ontológicamente, por el ámbito de realidad que estudia (la Salud en su dimensión natural) es susceptible de estudio científico autónomo, es decir la Naturopatía como Ciencia de la Salud, es disciplina científica autónoma como la psicología, la biología, la sociología, la medicina

12.1 LA NATUROPATÍA COMO CIENCIA

INTRODUCCION.

El ser humano, en su devenir histórico, busca conocer la realidad donde vive para darle una explicación y poder manejarla; para este conocimiento utiliza una serie de vías de acceso, las cuales, a lo largo de la historia, han predominado una sobre la otra llegando incluso a verdaderas diatribas y enfrentamiento; por ejemplo entre la Religión y la Filosofía, la Religión y la Ciencia, la Ciencia y la Filosofía. Estas vías de conocimiento tienen cada una un elemento gnosológico que es lo que le confiere su verdadera utilidad como abordaje de la realidad; así pues desde la óptica de estos elementos gnosológicos es donde se daría la unidad sintética del conocimiento humano. Las vías de acceso a la realidad que se han dado en el devenir histórico son: la Religión, el Arte, la Filosofía y la Ciencia y los elementos gnosológicos que las sustentan serian la Fe, la Intuición, la Razón y el Método; esquematizando:

VIAS DE ACCESO	ELEMENTO GNOSOLOGICO
✓ Religión	• FE
✓ Arte	• INTUICION
✓ Filosofía	• RAZON
✓ Ciencia	• METODO

La metodología Naturopática va a partir de una teoría del conocimiento que se denomina holística, ya que recoge los distintos elementos necesarios para un fenómeno tan complejo como es la Salud en su dimensión natural, en este enfoque se necesita de ciertas dosis de fe, una gran intuición, una fuerte capacidad de razonamiento y un instrumento de sistematización cual es el método de la Ciencia.

121.1 Concepto de Ciencia.

La Ciencia forma, junto a la Religión, la Filosofía y el Arte, una vía de conocimiento de la realidad. Este hecho de aprehensión de la realidad no es patrimonio exclusivo de la ciencia y de las disciplinas que la conforman, sino que existen otras formas de interpretar la realidad; por ej. el conocimiento oral que se transmite de generación en generación o la tradición pictórica del folklore, las enseñanzas que nos vienen dadas por las costumbres, de una manera consuetudinaria, o aquellos vislumbres que nos vienen del sentido común, nos están informando, también, de la estructura de la realidad.

La diferencia entre el conocimiento científico y el conocimiento vulgar, popular o intuitivo, estriba en que este último resulta insuficiente para explicar y solucionar determinadas situaciones problemáticas a las cuales hay que abordarlas de una manera sistemática.

Esta manera mas sistemática de acercarse a la realidad ha ido adquiriendo a lo largo de la historia un carácter especial al cual se le ha llamado *investigación científica.* Esta forma de investigación no surge en el vacío, sino que tiene que tener una génesis y un basamento precientífico al cual puede, muy bien, denominarse *sentido común* o modo de conocimiento no basado en el método no científico (o mejor dicho, en la ciencia como método); a este tipo de conocimiento se le ha llamado tradicionalmente conocimiento ordinario, para diferenciarlo del llamado conocimiento científico. Por tanto, concluyendo este razonamiento se puede sacar una conclusión: **que el sentido común de hoy es posiblemente el sentido común de ayer corregido y mejorado por medio de la ciencia.**

A primera vista está claro que las distintas formas de conocimiento buscan objetos parecidos, en tanto en cuanto todas tratan de entender y darles explicación a los fenómenos del mundo, al mismo tiempo que tratan de darles solución a los problemas planteados por los fenómenos de la realidad.

Sin embargo, existe una diferencia en la forma en que cada una de las vías del conocimiento abordan esta fenomenología; así, problemas tales como los relativos a la existencia de Dios o al arte flamenco pueden exigir, por un lado, una profunda reflexión metafísica y, por otro, una dedicación práctica considerable; pues bien, ni la metafísica ni el folklore lo podemos considerar como una ciencia sino que los situamos en un plano epistemológico diferente. En cambio cuando estudiamos el " corrimiento hacia el rojo" de las estrellas (Efecto Doppler) o los fenómenos del electromagnetismo (Ecuaciones de Maxwell) o las interacciones cuánticas (Principio de Incertidumbre de Heisemberg) o las vías metabólicas (Ciclo de Krebs) tenemos que recurrir a un corpus metodológico que no poseen las otras vías de acceso a la realidad ni el sentido común.

Unas como otra buscan la explicación más racional y objetiva, intentando alejarse de toda especulación descontrolada y queriendo alcanzar el mayor grado de coherencia; pero solo con el método de la ciencia y su casuística de Hipótesis, Leyes y Teorías se puede conseguir dicho grado de racionalidad y objetividad; mientras que el sentido común se basa en proposiciones desconexas y desestructuradas.

En fin, que en la Ciencia tenemos el mejor método para acercarnos a la realidad ya que con él podemos tratar de comprender y manejar los fenómenos más complicados, difíciles de percibir, y darles una explicación racional y coherente; además, el método científico tiene la característica de estar en permanente cuestionamiento sobre cualquier fenómeno, sin darle un carácter de definitivo y de poseer formas de análisis y evaluación distintas de las del sentido común (aunque para practicar el método científico hace falta unas buenas dosis de sentido común - la *bons mens* de Descartes -)

Y siguiendo el hilo del razonamiento, podemos acercarnos a una definición de ciencia como **"el conjunto de conocimientos objetivos acerca de la Naturaleza, la Sociedad, la Persona y su Pensamiento"**

12.1.2 Criterios de demarcación de la ciencia

Si queremos distinguir claramente entre *lo que* es *ciencia y lo que no lo es*, tenemos que comenzar estableciendo unos criterios delimitativos los cuales se dan no por un mandato extrahistórico, sino por la comunidad científica que, a lo largo de la historia, ha ido estableciendo esta diferencia por el llamado *consensus*. Estos criterios consensuados no han permanecido fijos a lo largo de la historia, sino que han ido evolucionando o cambiando conforme iba cambiando el enfoque mental de los propios científicos y también de acuerdo a como iban confluyendo con las reflexiones que hacían los filósofos acerca de su cientificidad.

Esos criterios básicos de demarcación que han venido caracterizando al conocimiento científico son:

☑ Objetividad

La ciencia necesita de la objetividad, al menos en grado suficiente, para que los resultados de la investigación científica sean independientes de quien la ha llevado a cabo. Por el contrario, "el sentido común solo podría obtener una objetividad limitada, muy limitada por estar demasiado estrechamente ligad a la percepción ya la acción". (Bunge ,1976).

Pero el método científico se ha mostrado insuficiente para alcanzar esa objetividad absoluta; sin embargo, no deja de ser menos cierto que debido a este método se ha avanzado en grados de objetividad con respecto al conocimiento de la realidad. En este progreso cabe citar la importancia del pensamiento Kantiano en lo que respecta al concepto de " *priori sintético",* y su influencia en la ciencia, qua resalta la importancia de la hipótesis como punto de partida del conocimiento de la realidad.

Es palpable que existen dimensiones del objeto de la Naturopatía que son conocidas, y otras no, por tanto como en otras, se puede profundizar e intentar ampliar los límites de su conocimiento. Sería suficiente, para que nuestro conocimiento fuese objetivo, que se adecuara a la realidad lo más posible, en ese momento concreto.

La garantía de independencia con respecto a los resultados encontrados, el grado máximo de objetividad posible en un momento histórico especifico, es una condición *sine qua non* para darle el calificativo de científico a un conocimiento.

☑ Sistematicidad

Existe un consenso en considerar esta característica como la más distintiva del conocimiento científico. Un conocimiento aislado, Incluso una generalización, si se dan sin ninguna conexión de fundamentación, no pueden tomarse como científicos. "No todo el que posee conocimiento de algún dominio del saber posee ciencia de él, sino solamente aquel que ha penetrado sistemáticamente (Bochenski, 1981) y que además de los detalles, conoce las conexiones de los contenidos". Objetivamente, además, la ciencia es *corpus* sistemático de proposiciones objetivas.

El conocimiento científico tiene su más alta expresión en relación con su estructura o sistema (Sidman, 1978; Foulquie 1976; Wolman 1975; Kerllnger, 1975...).

En la Naturopatía se tiene que realizar, todavía, un gran esfuerzo de sistematización científica. Un conocimiento disperso, aislado, obtenido por vías de naturaleza diversa, obtenidos en muchos casos sin un modelo científico, muestra una frontera un poco precientifica aun. En la práctica Naturopática, por razones utilitaristas y pragmáticas, se aplican generalizaciones aisladas, al buscar un resultado inmediato, ocasionando con bastante frecuencia deterioros en zonas de salud muy valiosa de la personalidad humana.

La sistematicidad es ideal de racionalidad que intenta apuntalar la unidad de la realidad humana, social y natural

☑ **Metodicidad**

El conocimiento científico es consecuencia de un plan cuidadosamente previsto, en función de los objetivos específicos en las hipótesis de trabajos formuladas, para resolver un problema objeto de estudio. Para la resolución de problemas es necesaria la aplicación de procedimientos adaptados a la naturaleza del objeto en cuestión.

El conocimiento científico de la Naturopatía no es resultado de la improvisación (véase la obra "Los errores del Naturismo" de José Castro, 1948) sino que se va construyendo con el consenso de la comunidad naturopática. El intrusismo pseudocientífico en la Naturopatía es tan frecuente como perturbador.

Se puede no estar de acuerdo con un procedimiento investigador, respecto de su sentido de objetividad, o de la oportunidad respecto del contexto donde se ubica, pero lo que no se puede cuestionar es la utilización de una vía, de un camino, en definitiva de un método. La espontaneidad es un reduccionismo de la originalidad, de la creatividad.

En todo proyecto de investigación científica es necesario tomar decisiones, a distintos niveles (López-Barajas):

a) <u>Teórico</u>

Teniendo presente el problema objeto de investigación, hay que analizar la naturaleza del mismo. ¿Es de naturaleza física? ¿Puede ser objeto de experiencia? ¿Es do índole filosófica?... Esta primera decisión nos llevaría a seleccionar una metodología específica, un paradigma general oportuno. Por ej. supongamos que el problema a investigar fuese: "Modelos de mobiliario para evitar desviaciones de columna vertebral", entonces la metodología a elegir, respecto de la naturaleza de este problema, sería totalmente diferente si el problema planteado fuese ¿"existe vida después dé la muerte? En uno y otro caso hay que utilizar una metodología, lo que varia es el contenido de la metodología que habrá que adecuarlo a la naturaleza del objeto en cuestión.

b) Estratégico

Este segundo nivel de decisión hace referencia, previamente tomada la decisión teórica, al género de investigación. Supongamos en el ejemplo anterior, el de la desviación de la columna, que ya hemos tomado la decisión teórica entonces pasamos a decidir qué tipo de estrategia o tipo de investigación experimental se seguirá; en este caso podría ser una investigación de campo (diseño cuasi experimental).

En este segundo nivel de decisión, la estrategia elegida deberá de adecuarse al contexto real, y las posibilidades técnicas para su realización. Y una regla que se puede aplicar a la hora de decidir entre una estrategia u otra, de igual incidencia, es el **principio de economía:** "en igualdad de condiciones, elegir la estrategia más sencilla".

c) Táctico

En este tercer nivel de decisión se trata de especificar, en el marco de la estrategia seleccionada, todas y cada unas de las etapas o pasos a seguir en el proceso de investigación, una batería de recursos específicos, y secuencia que se ha de explicitar en el anteproyecto de investigación.

☑ Verificabilidad

Las características hasta ahora mencionadas, **objetividad, sistematicidad y metodicidad**, están consideradas como elementos indispensables y deseables a cualquier forma de conocimiento. Sin embargo las divergencias se plantean a la hora de tener en cuenta la **verificabilidad**. Estas discrepancias tienen sus orígenes en el dualismo científico. ¿La verificación exige la demostración, la intuición eidética, la falsación, la contrastabilidad, o sería suficiente tener motivos de credibilidad?

Según Bochenski, al preguntarse por el sentido semántico de verificabilidad se pueden establecer "dos reglas, y diversas clases, según el sentido del término posibilidad y tipo de experiencia. Una proposición tiene sentido semántico (primera regla) si se tiene un método mediante el cual sea verificable, y una expresión que no sea proposición tiene sentido semánticamente (segunda regla) si puede ser empleada como parte de una proposición dotada de sentido, es decir, verificable". En definitiva una proposición es verificable si se puede decir de ella que es verdadera o falsa, es decir, si es posible falsear o verificar. Ahora bien ¿qué significa "ser posible"?

Siguiendo a Reichenbach, vamos a diferenciar cuatro tipos de posibilidades:

- **Posibilidad técnica.** Cuando se tienen los medios necesarios.
- **Posibilidad física.** Si no contradice las leyes naturales.
- **Posibilidad lógica.** Si no existe contradicción
- **Posibilidad meta-empírica.** Más allá de la experiencia

Y según el tipo de experiencia la verificación puede ser introspectiva, sensible, fenomenológica y filosófica (Acharan).

Las objeciones clásicas a la contrastabilidad, en el ámbito naturopático, se pueden resumir en las siguientes interrogaciones:

✓ ¿Solamente es contrastable lo material, lo cuantitativo, lo asible, medible, ponderable, lo divisible, lo repetible?
✓ ¿Si la realidad salutista de la naturopatía es holista, dinámica e interactiva... es posible la contrastabilidad de forma indirecta, mediante teorías estáticas?

Ante la objeción de que la Naturopatía tiene una dimensión psíquica, y que lo psíquico tiene una naturaleza espiritual, y el control, la prueba, es de naturaleza material, se podría admitir que, "incluso en lo espiritual, se dan diferencias en grado de intensidad, que permitirán al menos un nivel ordinal (gradación cualitativa). Incluso se podría argumentar que no todo lo psíquico es espiritual, la conciencia es pura cualidad dinámica, por lo que puede considerarse que las diferencias, antes dos estímulos de diferente intensidad, se darán cuanto menos en estos, y en general, en las impresiones que producen. Más aun, en la continuidad de lo indivisibles pueden diferenciar aspectos diversos, sin que sea necesario romper su fundamental unidad" (Repetto, 1974).

También es necesario indicar que las relaciones que han de verificarse, contrastarse o probarse, son de naturaleza dinámica, holista e interactiva, y no relaciones simples.

Cuando de contrastabilidad se trate, se deberán tener en cuenta las exigencias deontológicas, que advierten con respecto a la investigación, no atente contra la dignidad y la seguridad de las personas.

Por último vamos a hacer referencia al principio de la verificabilidad intersubjetiva, negado por los subjetivistas, enunciado en el Principio de Tolerancia de Carnap.

El principio de la tolerancia (Carnap, 1934), infiere que "Cualquiera está legitimado a establecer la verificabilidad que desee admitir". Esto a primera vista parece bastante categórico, pero respetando la libertad metodológica del investigador, se podría matizar diciendo que "con tal que la naturaleza del problema objeto de estudio así lo aconseje", ya que de lo contrario caeríamos en el fisicalismo (Bochensky, 1981) al prohibir proposiciones que no fuesen referidas a procesos u objetos físicos".

El conocimiento científico de la Naturopatía, como Ciencia de la Salud, ha de contrastarse, en la medida en que sea posible, siendo esta la vía por la cual se autocorrige. No se pide que obligatoriamente sea verdadero, pero, subrayando a Popper, "debería tener motivos suficientes de credibilidad, aumentando la verosimilitud" y si un conocimiento o "modelo teórico, salen airoso a través de un determinado método general, y no se opone a otro más potente, aquel poseerá un contenido mayor de verdad, mientras no se verifique lo contrario".

☑ Comunicabilidad

El lenguaje que utiliza la ciencia no tiene carácter persuasivo, ni directivo, sino que es simplemente informativo.

El conocimiento científico es siempre parcial y aproximado, nunca definitivo. Esto significa que, en primer lugar, que la precisión y claridad en el uso de la terminología científica constituye una necesidad esencial, y en segundo lugar, reconocer la insuficiencia y falibilidad del método científico, mediante el cual se obtuvo. Aun cuando se hace una revolución teórica, esta se hace cognoscible, a la luz del trabajo anterior (Modelo de Teoría Abarcante. Bunge 1976).

Por último, hay que indicar que adquirir un vocabulario científico de la Naturopatía exige la espera de una mejora teórica, y esta pasa por un esfuerzo investigador importante; pero no podemos caer en la formalización prematura, por el error de confundir esta con cientificidad, ya que actuaría como un freno en su desarrollo. Aunque hay que tener en cuenta que la formalización es una exigencia necesaria en la intuición de modelos y constructos nuevos (Bunge, 1976).

Respecto del significado lógico y semántico deberán de tenerse en cuenta las indicaciones que desde la lógica y la semántica se hacen al hablar de los métodos generales del pensamiento.

Por tanto, hay que insistir en la disciplina, exigible a investigador y naturópata, en orden a la concordancia terminológica; el filibusterismo en esto perjudica enormemente: **términos diferentes para nombrar los mismos contenidos y mismos términos para diferentes no ayudan en absoluto a la inteligibilidad-comunicabilidad de la Naturopatía[41].**

<u>12.1.3 El contenido de la ciencia</u>

El elemento básico definitorio de la ciencia es el de la realización de una serie de actividades conocidas bajo el epígrafe de **descubrimiento científico,** y cuyo conjunto da lugar al **conocimiento científico;** por tanto, cabe distinguir entre el llamado conocimiento científico que se adquiere a través de la ciencia y el conocimiento ordinario.

Parece evidente que antes de que apareciera el conocimiento científico había un tipo de conocimiento vulgar, ya en forma genética (a priori) o adquirido mediante los sentidos (a posteriori). Este conocimiento ordinario se vería enriquecido mediante las costumbres, las tradiciones…. Karl Popper señala que, dado que cualquier nueva aportación científica se fundamenta en otra anterior, al retroceder en la historia llegaría un instante en que la ciencia habrá surgido de los conocimientos ordinarios, de concepciones mitológicas, de supersticiones e incluso de los denominados conocimientos innatos.

En nuestros días siguen coexistiendo los dos tipos de conocimientos, aunque el conocimiento científico se refiere al que adquieren los científicos durante el proceso de realización de la ciencia. La investigación científica tiende a corregir o hasta rechazar partes del conocimiento ordinario enriqueciéndolo con los resultados de la ciencia.

En la Naturopatía este proceso es marcadamente evidente ya que la impregnación del conocimiento popular hace necesario esta "corrección y hasta rechazo" de partes de este conocimiento popular enriqueciéndolo con los resultados de la ciencia. Como indica Mario Bunge, "parte del sentido común hoy es resultado de la investigación científica de ayer"; por tanto, se puede decir que "ciencia es lo que hacen los científicos" o definiéndolo mejor, es lo que hacen los científicos cuando actúan de acuerdo a una serie de normas establecidas y comúnmente aceptadas por la comunidad científica.

Pero todavía se puede añadir que ciencia es mucho más que lo dicho, ya que si rechazáramos todo aquello que los científicos han logrado por medios poco ortodoxos, probablemente el bagaje de conocimientos admitido como ciencia seria mucho menor. Al tener en cuenta, pues, el contenido de lo que los científicos definen como ciencia, se podría decir, con Albert Einstein "si queréis averiguar acerca de los métodos que utilizan los físicos teóricos, os recomiendo que os atengáis a este principio básico: no escuchéis sus palabras, fijar vuestra atención en lo que realmente hacen".

Sea como fuere, en último término la ciencia tiene una forma de actuar lógica y racional en la manera de darle orden a los hechos de la naturaleza, formulando teorías, postulando leyes..., y basándose en la observación más o menos sistemática de tal medio natural.

Parece, pues, que lo que distingue el trabajo del científico es la sistematización de sus conocimientos, el orden metodológico de sus exploraciones, el apoyo de los datos empíricos y el continuo sometimiento a prueba de cualquier hipótesis, ley, teoría o postulado previamente formulado.

El criterio de la ciencia viene dado por el criterio de delimitación que marquemos entre lo que es ciencia y no lo es.

12.2 Supuestos básicos de la investigación científica

a) La Investigación científica parte del supuesto de que el conocimiento disponible es parcial y aproximado, y, por tanto, insuficiente para entender o manejar determinados problemas que se plantean.

b) El supuesto de que todo problema de investigación parte de que en un determinado momento parte del conocimiento previo es conocimiento ordinario, aunque quizás en su momento fue conocimiento científico.

c) La ciencia no se puede entender como una simple prolongación del conocimiento ordinario, sino que conforma un conocimiento especial de la realidad ya que trata, en una primera instancia y no de manera exclusiva, de acondicionamientos difícilmente observables e insospechados fuera de la propia comunidad científica.

d) La idiosincrasia de la ciencia consiste en la forma de como funciona para lograr sus objetivos, es decir el método científico y en la función teleológica con la cual se aplica dicho método.

e) El concepto de método corresponde en ciencia a la manera de llevar a cabo una acción sistematizada, y por tanto, se contrapone al azar, al sentido de la ordenación de sus acciones y en que conforma un procedimiento para analizar o resolver cualquier elemento de relevante significación en ciencia.

f) Las distintas disciplinas que conforman la ciencia necesitan de un conjunto de tácticas especificas para cada una de ellas; pero cualquier investigador que se plantea un tipo de problema está buscando el mayor grado de objetividad y de veracidad, e indagando conforme a una estrategia: el método científico, es decir, no existen diferentes estrategias, una para cada área de la ciencia, sino que solo existe diferencia en cuanto a las tácticas que usasen para la resolución de sus problemas particulares. Las disciplinas o áreas que no pueden utilizar el método científico no son ciencias aunque pueden ser suministradoras de materias primas para la ciencia, este sería el caso, por ejemplo, de la geografía; ni tampoco se puede considerar a aquellas que se niegan a utilizar el método científico por principio.

Por último se puede indicar a las **aproximaciones sucesivas** como una de las formas metodológicas más característica de la ciencia, aunque no la única; de las cuales se pueden destacar las siguientes características:

a) La investigación científica procede gradualmente, todo resultado es consecuencia de anteriores investigaciones y a la vez el comienzo de otras investigaciones.
b) La ciencia proporciona verdades parciales y aproximadas. En palabras de Nicolai Hartmant "existe siempre un límite móvil del conocimiento", por tanto, los resultados siempre son parciales y aproximados.
c) La ciencia se corrige a sí misma, es decir, puede y debe identificar sus propios errores y puede intentar aproximaciones de un grado superior, verdades siempre más aproximativas a la realidad.

12.3 La Naturopatía en el esquema de las ciencias

Si hacemos un repaso a la historia de la Naturopatía veremos que esta va surgiendo de la confluencia del saber popular y tradicional, de la ciencia natural y de la filosofía. Y como toda ciencia pasa por las distintas etapas de su conformación como tal:

La Naturopatía, como Ciencia de la Salud, en su proceso de autonomía se configura a finales del siglo pasado; y como no podía ser de otra manera, en su "infancia" científica las preguntas sobre la salud como hecho natural no iluminan claramente la realidad de la salud en su dimensión natural. Se encuentran multitud de datos que no explican la realidad y en cualquier caso carecen de unidad lógica. Sus formulaciones son inconexas. La actividad científica se propone identificar variables relevantes.

El segundo momento en el desarrollo de una Teoría científica, su "juventud", se caracteriza aún por un estadio donde se identifican generalizaciones aisladas, hablando con rigor es aún un periodo precientífico. Se resuelven problemas, aunque con soluciones no muy perfectas. En este momento crucial, todavía no se explican los efectos intercorrelacionados de las estructuras reales. Existen luces y sombras. La actividad de los científicos se centra en la elaboración de teorías. En el ámbito de la Naturopatía es interesante constatar el esfuerzo de teorización que se está haciendo en la última década[42].

Una pregunta interesante y difícil ¿cuando debe empezar la teorización? Se podría decir que en cuanto sea posible, pero cuando este esfuerzo es prematuro, puede paradójicamente frenar el proceso dinámico del desarrollo científico. Pero si se demora puede dar lugar a que no se efectúen las oportunas conexiones de fundamentación y se desprestigie el proceso, en la Naturopatía el proceso de interconexión sistemática ya ha comenzado, pero tenemos que andar con diligencia ya que la celeridad puede dar lugar a que se cuestione la identidad y la autonomía de la Naturopatía como Ciencia de la Salud.

```
0<------>0<------->0
0<------>0<------->0
0<------>0<------->0
```

Representación de generalizaciones aisladas

El tercer momento, el de madurez, los conocimientos y las generalizaciones se articulan, configurando un sistema, tras una labor de limpieza o depuración. En esta etapa ya aparece cierta base lógica en su estructura formal. La Naturopatía gracias al esfuerzo colectivo de los últimos años está alcanzando este momento importante.

Así pues, a la hora de conocer la realidad nos encontramos con preguntas de tipo filosófico, antropológico, ético, biológico (conocer la estructura y funciones biológicas) psicológico (conocer los nervios y como funcionan, como el cerebro interpreta las sensaciones y las integra), sociológico, ecológico (conocer las interacciones del medio físico en la salud humana) físico (necesitamos saber sobre la física de los colores, de la luz, de la electricidad y el magnetismo), químico (las reacciones de oxidación-reducción)... Con esto se pretende llegar a la conclusión de que la Naturopatía es un saber integrador, multifactorial, holista, dinámico, interactivo e interdisciplinario que se ocupa de sistematizar los conocimientos científicos, tecnológicos y praxiológicos sobre la Salud en su dimensión natural.

Una vez que la Naturopatía va desarrollándose como ciencia se va ampliando su campo de actuación, ya no se limita al campo exclusivamente de la relación persona-naturaleza (en un sentido puramente fisicalista) sino que va ampliando su función hacia problemas sociales (sociología de la salud), culturales e interpersonales del comportamiento humano (psicología de la salud).

Por tanto, se puede afirmar que la Naturopatía se encuadra perfectamente como ciencia natural y como ciencia social, siendo bajo ambas perspectivas como se puede enfocar hoy en día el estudio de la misma.

12.4 La Naturopatía como ciencia natural

En las Ciencias Naturales se enumeran una serie de presupuestos acerca de los fenómenos de la naturaleza que conforman su concepto de filosofía de la ciencia. Veamos concisamente cada uno de ellos y su relación con la Naturopatía.

a) Monismo natural

El monismo natural dice que las ciencias naturales forman un árbol familiar situando la química y la física (con sus respectivas disciplinas) en la raíz, y situando la biología, la fisiología y la psicología en las ramas. El monismo natural efectúa el siguiente razonamiento: si todas las ciencias forman parte del mismo árbol y este tiene su base en las raíces entonces cualquier ciencia puede ser reducida a las bases ontológicas, epistemológicas y metodológicas que las sustentas; es decir, la Naturopatía, en teoría, puede ser reducida a simples procesos físicos.

Por ejemplo, el enunciado "La etiología de la salud está en un correcto alineamiento con las corrientes electromagnéticas del planeta" sería un reduccionismo fisicalista; o por ejemplo, el enunciado "La etiología de la salud está en mantener constantemente el flujo enzimático" sería un reduccionismo biologista; otro ejemplo podría ser el basar la etiología de la salud en una correcta actitud mental, lo cual sería un reduccionismo psicologicista. Con esto se quiere decir que el fenómeno de la salud no es reducible a una ontología, epistemología o metodología física o química, biológica o psicológica, sino que es necesario enfocarlo desde un punto de vista holístico, multifactorial, dinámico e interactivo.

b) Mecanicismo

El término mecanicismo tiene diversos significados, algunos de los cuales se han impregnado de unas connotaciones negativas a lo largo de la historia. En sentido literal, mecanicismo quiere decir que el investigador considera el universo, incluido el ser humano y sus dimensiones personales, como una gran máquina compuesta de otras máquinas, y estas a su vez compuesta de piezas y engranajes. En esta perspectiva, la etiología de la salud no seria, ni más ni menos que el buen funcionamiento de la máquina humana, lo cual, mal interpretado, ha llevado a pensar (mecanicistas duros) que la salud se podía fabricar en un laboratorio a partir de componentes inorgánicos.

Desde el punto de vista de la Naturopatía contemporánea, el mecanicismo se entiende desde la siguiente postura: la salud o el funcionamiento de cualquier otro sujeto de investigación científica, puede ser conocido sin necesidad de recurrir a explicaciones externas (extranaturas).

El Naturópata, como investigador de las ciencias de la salud, tiene que intentar explicar, por ejemplo, la etiología de la salud sin recurrir a otras fuentes que a las de las leyes de las ciencias naturales, es decir, no intentaría buscar explicaciones metafísicas.

c) Operacionalismo

El operacionalismo se enuncia diciendo que la validez de un descubrimiento científico es contingente con la validez de las operaciones necesarias para llegar al descubrimiento. Los Naturópatas están de acuerdo en que este principio es aplicable tanto a la Naturopatía como a la física, pero algunos Naturópatas consideran que determinados conceptos utilizados pueden tenerse en cuenta como útiles, aunque no haya sido posible verificar las operaciones correspondientes; aunque en un momento determinado del proceso, el investigador tiene que estar preparado para definir sus conceptos basándose en las operaciones utilizadas para formularlo, o en caso contrario no podrán aceptarse sus conclusiones y generalizaciones.

d) Determinismo

El termino determinismo se aplica a la idea de que todo lo que ocurre en el universo tiene su explicación a través de las leyes causales. En relación con la salud en su vertiente natural, objeto de estudio de la Naturopatía, dicho principio mantiene que todos los comportamientos salutíferos están sujetos a las leyes naturales y que, por tanto, pueden tener una explicación en base a factores causales existentes en la herencia y en el entorno natural y cultural; es decir, la salud y las actitudes saludables estarían ya predeterminadas, ya que estaría en los genes do los padres. Pero el determinismo observado en el mundo físico no daría lugar a una noción tan fatalista del destino humano, pues este concepto de determinismo solo se utiliza como idea heurística en ciencia" lo cual ha dado lugar a investigaciones bastantes provechosas, y no confundirlo con un principio o guía del comportamiento humano.

12.5 La Naturopatía como ciencia social

Los profesionales de las ciencias sociales, a diferencia de los profesionales de las ciencias naturales, no tienen ningún conjunto de presupuestos comúnmente consensuados y aceptados y, como consecuencia, el científico social se puede mover en un espectro más amplio a la hora de enunciar sus proposiciones, diseñar sus experimentos e interpretar sus resultados.

La gran flexibilidad que tienen las ciencias sociales se debe a dos hechos importantes:

a) A que son disciplinas relativamente jóvenes si se comparan con las ciencias naturales y, por tanto, están más libre del lastre de la tradición.

b) A que tratan de fenómenos muy complejos en el campo político (política alimentaria y salutista), económico (publicidad de actitudes saludables), psicológico (psicología de la salud) y sociológico (participación de la comunidad en el diseño salutista), en los cuales existe un amplio margen para discrepar tanto respecto a los puntos de vista como en la manera en que deben enfocarse las investigaciones. Por tanto, podemos interpretar estos hechos como que cada investigación se basa en sus propios méritos, frecuentemente sin las ventajas de una posible evaluación basada en la experiencia previa o en determinados principios teóricos; aunque en la mayor parte de los casos, el científico social, al igual que el científico natural, proyecta y realiza experimentos, se cuida a la hora de tomar precauciones relativas a la observación científica y al control e interpretación de sus resultados ayudándose con técnicas cuantitativas o estadísticas, ya que una de las características, como hemos visto, es que sus resultados sean matematizables.

En la Naturopatía se puede observar una diferencia entre el Naturópata como científico natural (la investigación y estudio se reduce a la relación del ser humano con la naturaleza) y el naturópata como científico social (la reflexión y estudio de los fenómenos sociales como idea heurística de soporte de una etiología de la salud), basada, más que nada, en la orientación filosófica y en la naturaleza de los esquemas que cada uno utiliza, aunque en la Naturopatía contemporánea ambos modelos de investigación son necesarios para el desarrollo gnosiológico de la salud, ya que si un Naturópata se basa solo en la fisiología o en la bioquímica está cayendo en un reduccionismo

12.6 La Naturopatía como ciencia de la salud

En la literatura hispánica, uno de los primeros en utilizar termino Ciencia de la salud, equiparándolo al de Método Natural (naturopatía) fue Lezaeta Acharan (La medicina natural al alcance de todos) quien pone más el énfasis en retomar el concepto ciencia de la salud que el de Naturopatía para designar la aplicación del método natural en el campo de la tendencia epistemológica pluridisciplinaria.

Ahora bien, habría que preguntarse si existe una sola ciencia de la salud o existen varias que estudian desde diferentes ángulos el fenómeno de la salud.

Vamos a analizar la cuestión enumerando varios enunciados:

a) La Naturopatía es la única ciencia de la salud. Las otras ciencias que guardan relación con la salud, podrían considerarse como enfoques parciales dentro de aquellas.

b) Existen ciencias de la salud pero dependientes de la Naturopatía, ciencia general de la salud. La fisiología bioquímica, biología, psicología y sociología no interesan al naturópata como tales, sino como medios para comprender su objeto o su actividad. Esta sola circunstancia tiene el poder de convertirlas en dependencias de la Naturopatía.

c) Son ciencias de la salud todas las ciencias que directa o indirectamente se relacionan con la salud. Se pretende catalogar como ciencias de la salud a ciencias que solo de pasada se acercan al hecho salutista. Por ejemplo, un tratado de ciencias de la salud debería de estar dominado por disciplinas fundamentales como la fisiología, bioquímica, biología, psicología y sociología.

d) Existe un conjunto de ciencias cuyo objeto formal es la salud pero independientes entre sí como disciplinas científicas. Actualmente son cada vez menos los investigadores de la salud que pretenden la exclusividad en el tratamiento científico de la salud, admitiendo por contra la pluridimensional de la salud.

e) La Naturopatía sería una ciencia de la salud, junto a las demás ciencias de la salud, aunque distinguiéndose de ellas por su tratamiento metodológico y, por tanto, formando grupo aparte.

Quizá sea esta última la postura que en la actualidad reagrupa a buen número de Naturópatas, pues en el ámbito académico la Naturopatía tiene la tendencia a incluirse dentro del área de las Ciencias de la Salud[43].

Tema 13.- La Naturopatía como tecnología. El saber tecnológico. Tecnología naturopática.

13.1 LA NATUROPATIA COMO TECNOLOGIA

13.1 .1 El saber tecnológico

Al igual que en el caso de la ciencia, convendrá acercarse a la delimitación conceptual del saber tecnológico. Etimológicamente el vocablo griego *teckne* significa saber hacer con conocimiento de causa. No se trata de un conocimiento similar al del artesano que sabe lo que sabe debido a su propia experiencia y habilidad.

Para que un conjunto de conocimiento sea considerado con el carácter de tecnológico tiene que cumplir los siguientes requisitos (Bunge, 1980):

- ✓ Que sea compatible con la ciencia coetánea
- ✓ Que sea controlable por el método científico
- ✓ Que se emplee para controlar, transformar o crear cosas o procesos naturales o sociales.

Parece que este orden esta fundamentalmente en el plano epistemológico, porque en tecnología, más que su vertiente práctica es su consistencia racional.

Los pasos a seguir en la metodología de la investigación tecnológica son similares a los que se emplean para la obtención del conocimiento científico. Según Bunge "La ciencia aplicada (tecnología) utiliza el mismo método general que la ciencia pura y varios métodos especiales de ella, pero los aplica a fines que son en última instancia practico.

Los puntos de conexión y de relación entre ciencia y tecnología, son palpables porque al interconexionar se alimentan mutuamente, dado que, si la tecnología ha de basarse en la ciencia, el desarrollo de aquella abrirá nuevos horizontes al científico (Colom, 1986), Sin embargo, no es lo mismo ciencia que tecnología. Así que vamos a ver algunos rasgos diferenciadores entre ambos tipos de conocimientos para situar la Naturopatía correctamente dentro del ámbito tecnológico.

- ✓ La tecnología depende de la ciencia, pero el tecnólogo utiliza a esta como mero instrumento.
- ✓ El técnico acude a las leyes científicas para justificar objetivamente sus actuaciones.
- ✓ Los conocimientos científicos, mediante el contraste de teorías, son elaboradas al margen de su utilidad práctica que, sin embargo, es lo que buscan los tecnólogos.
- ✓ La ciencia busca el conocimiento como meta última -la cosa en sí- sin requerir justificación, mientras el tecnólogo trata de usar el producto para satisfacer una determinada necesidad -la cosa para nosotros-.
- ✓ Mientras que la ciencia nos informa de lo que puede suceder, la tecnología dice lo que debe hacerse para que suceda.
- ✓ El científico busca la verdad, el tecnólogo la eficiencia.
- ✓ El establecimiento de leyes es propio de la ciencia. La tecnología persigue establecer normas.
- ✓ Los científicos interpretan, los tecnólogos intervienen.

En definitiva, el objeto de la ciencia es el conocer por conocer mientras que para la tecnología el conocer es un medio para hacer.

13.1.2 Tecnología Naturopática

En la Naturopatía, del terreno filosófico ha de pasarse al práctico. Se trata de desarrollar una serie de acciones que aproximen a la persona al Estado Optimo de Salud deseable. Precisamente ese conjunto de leyes que nos ponen de manifiesto los principios y orientan las estrategias de actuación, conforman la Naturopatía.

La autonomía de la Naturopatía como ciencia puede quedar justificada en su real capacidad para dar validez científica a su tecnología Y praxiología. Este el reto al que tienen que enfrentarse los teóricos, tecnólogos y praxiólogos de la Salud en su dimensión natural (Naturópatas).

Toda concepción naturopática de carácter teórico deberá tener su lado práctico. Esta faceta práctica de la Naturopatía sitúa a esta como ciencia que conjuga la teoría y la práctica ("teoría práctica") que posibilita su encuadre en el grupo de las llamadas ciencias tecnológicas, y ello porque pretenden resolver eficazmente problemas reales basando esta acción en teorías científicas.

Con la tecnología naturopática (Agentes Naturales de Salud) se pretende aplicar un enfoque científico y sistemático concomitante al mejoramiento de la salud en sus variadas manifestaciones y diversos niveles.

Esta dimensión tecnológica nos pone de manifiesto la necesidad de rechazar las intervenciones naturopáticas basadas en la rutina que va arrinconando los usos fundamentales en unos saberes prácticos tradicionales, reflejo de teorías caducas.

El enfoque tecnológico de la praxis naturopática es fundamental porque deben cuidarse la propuesta racional de objetivos, la eficacia, el desarrollo de la acción...; por tanto se considera necesario la sustantividad e identidad de la Naturopatía como ciencia y tecnología de la salud en su vertiente natural.

Esta concepción científico-tecnológica está siendo llamada por buenos teóricos de la Naturopatía, aunque todavía existe disparidad de criterios, en un sector de naturópatas, en cuanto a que la Naturopatía es una simple tecnología sanitaria.

Tema 14.- Naturopatía: Arte y Práctica.

La vertiente práctica de la Naturopatía está bastante clara y evidenciada. Adviértase que al principio se destacaba fundamentalmente la praxis naturopática que evolucionó posteriormente hacia las técnicas, para en la actualidad, sin abandonar estas dos dimensiones (praxiológica y tecnológica) profundizar en su fundamentación científica.

El arte podemos considerarlo por lo menos desde tres concepciones: como actividad practica, como conjunto de reglas y como conjunto de disposiciones positivas y subjetivas para obrar. En el primer caso el arte se identifica con la práctica. Cuando se considera un conjunto de reglas y procedimientos, nos encontramos más cerca al concepto de técnica que ya hemos visto. Y tampoco puede echarse en olvido la dimensión personal del Naturópata que interviene con arte por que cuenta con un conjunto de cualidades subjetivas (intuición), dispone de un don natural y especial para aplicar, formar e informar de aquello que considera elemento importante para la optimización del estado personal de salud

La dificultad de la consideración de la Naturopatía como arte o práctica de la Salud en su dimensión natural está en la distinción de la disciplina en sí de su objeto, la Salud en su vertiente natural. Es evidente que poner a una persona en un estado óptimo de salud supone actividad práctica; sin embargo, la Naturopatía no es la Salud, en su dimensión natural, sino la disciplina que la tiene por objeto. Pero la teoría alimenta a la práctica y esta aporta argumentos que han de enriquecer a la teoría.

Al distinguir los conceptos de Naturopatía y Salud Natural[44], se puede considerar a la primera como ciencia (fundamentos), tecnología (mediación) y praxiología (aplicación), adjudicando a la segunda las características de hecho y actividad. La Naturopatía es arte en el sentido de que utiliza una serie de conocimientos con el fin de realizar mejor la tarea de salutificar (alcanzar un estado optimo de salud) y porque toda ciencia práctica es un arte.

Notas al Bloque Temático nº 3

1. Sobre todo con las denominaciones de Medicina Natural, Medicina Alternativa, Medicina Holística, Terapia Natural, Terapias Alternativas, Terapias Parasanitarias, Naturoterapia, Terapias Blandas, Terapias Independientes, Técnicas Sanitaria Naturales, Alternativas etc… términos que, por un lado, están favoreciendo la más rápida sistematización de la Naturopatía ya que sintomatizan el hecho de un cambio de paradigma en la concepción de la salud.

2. El desarrollo histórico de estos conceptos se realiza más detalladamente en la asignatura de historia de la Naturopatía, en este esquema solo exponemos una visión global.

3. Hagamos una observación para ver el mismo proceso que vivió la Naturopatía con otras profesiones, con respecto a la sistematización de un movimiento vivencia:

Movimientos sociales	SOCIOLOGIA
Movimiento ecologista	ECOLOGIA
Movimientos políticos	CC POLITICAS
Movimientos económicos	CC ECONOMICAS
Movimientos salutistas	NATUROPATÍA

Y más concretamente

Socialismo	SOCIOLOGIA
Ecologismo	ECOLOGIA
Naturismo	NATUROPATÍA

Es decir, no es lo mismo ser socialista que ser SOCIOLOGO, ni tampoco ser ecologista que ECOLOGO, por tanto, tampoco es lo mismo ser naturista que Naturópata.

4. Para observar la confusión semántica y la vaguedad conceptual, veamos como tres autores denominan el diploma que obtuvieron en esta escuela, así como la traducción que hacen de la misma:

1° Rosendo Argüello dice que se graduó de "<u>doctor en Naturología</u>" en la American School, de Nueva York, USA, en 1937.
Rf: "El Rejuvenecimiento Humano, Métodos Naturales y métodos Artificiales" (Ed Cedel, Barcelona, 1992), contraportada.

2° V.L. Ferrandiz refiere que se tituló "<u>doctor en Medicina Natural</u>", en la "Escuela de Naturología de Nueva York, traducción que hace de "The American School of Naturopathy".
Rf: "Iridiodiagnosis. Disquisiciones y ensayos sobre el diagnostico por el iris". (Ed. Cedel, Barcelona, 1970), pag. 21

3° José Castro afirma que se diplomó "<u>doctor Naturópata</u>" por la "American School of Naturopathy, en 1922.
Rf: "Mis reformas e innovaciones al vegetarianismo". (Ed Castro, Valencia, 1964) y demás obras, ya que lo explicita en la introducción de todos sus escritos.

5. No entramos en el análisis de la evolución del Método Natural en otras culturas, aunque la aplicación de los Agentes Naturales de Salud es una constante histórica en todas las culturas.

6. Literalmente significa Ciencia o Arte de la Salud Natural.

7. J.H. Rause es el seudónimo de J.H. Franke (1805 - 1848), discípulo de Priessnitz, Naturópata. Desarrolló las aplicaciones normofuncionales con agua fría e introdujo un cuidado más estricto de la alimentación en la Naturopatía.

8. El término Heilpraktiker ha seguido utilizándose junto con el de Naturheilkunde, aunque el primero es el que ha conseguido su estatus legal. En 1974, en el Boletín Oficial de la República Federal Alemana n° 22, Parte 1, de 9 de Marzo, se modifica la ley de Heilpraktiker (art.53); siendo el 25 de Septiembre de 1986 cuando son publicadas por el Ministerio de Justicia alemán las Ordenanzas Profesionales de Heilpraktiker

9. El término Naturismo tiene varias acepciones, entre
   ellas:

   * Orientación científica opuesta al antropocentrismo,
     el cual, negando la sumisión del ser humano en su
     dimensión natural al orden cósmico preestablecido,
     quiere reformar este, convirtiendo en ley el
     improceder humano.
   * Doctrina de origen estoico que propugna un régimen
     de vida conforme a las leyes de la naturaleza.
   * Criterio -médico-hipocrático, o arte de curar por la
     vía que lo hace espontáneamente la naturaleza de
     cada enfermo.

Esta última acepción es la que ha dado lugar a la
confusión sistemática del naturismo como doctrina médica o
especialidad médica, ya que identifica naturismo como
medicina hipocrática, medicalizando (sesgo del historicismo
sanitario) un concepto que en el pensamiento griego fue
utilizado como paradigma de comprensión de los fenómenos
naturales (la *fisis*, fisiología, estudio de la naturaleza).

Pero el Naturismo es una filosofía de vida, individual
y colectiva, que tiende a armonizar la conducta y las
actitudes del ser humano con respecto a sí mismo y a su
entorno natural, del cual procede y forma parte. El lema
del Naturismo es la perfección física, intelectual y moral
a un mismo tiempo, y la mejor manera de lograrlo es vivir
de acuerdo con la Naturaleza. Y es obvio que cualquier
persona puede, y debe, practicar el Naturismo sin
distinción de raza, credo, sexo, condición social,
ideología, nacionalidad y condición profesional.

10. Citado en el articulo ¿Qué es el Naturismo Médico?,
    publicado en la revista, "Cuadernos de Bionomía"
    Madrid, 1950), pag. 29.

11. La Revista "Acción Naturista", aparecida en 1919, se
    subtitulaba: "Órgano del Naturismo Sanitario Científico
    Español y de la Sociedad Vegetariana Madrileña".

12. En su escrito "Naturismo y Naturismo Médico", el Dr.
    José Conde refiere:

"1" Es preciso distinguir y recordar las dos significaciones siguientes de la palabra Naturaleza:

a) La reunión de todos los seres de la Creación, el Universo.
b) El organismo en cuanto tiende a conservar la salud y restablecerla cuando la ha perdido.

Del vocablo "Naturaleza" en su acepción a) se derivan las voces "naturalidad" y "naturismo", pero cuando decimos "Naturismo Médico nos referimos a la acepción b)"
(cit. por Acosta, Cabal, Colastra, Chacón y Real en Tratado de Naturopatía Superior, Tomo I -Ed. Cabal, Madrid, 1983-, pag.93)

13. Mientras esto ocurría en Chile, en España, en Marzo de 1926, se dicto una Orden Ministerial en la que se prohibía la práctica del naturismo a aquellos que no tuvieran un título de Licenciado en Medicina, a la vez que se decía que el naturismo era una especialidad médica.

14. Aunque el debate sigue abierto, principalmente entre Naturopatía y Naturología, ya que el segundo término, no solo evita la confusión con la terminación **-patia**, sino que la terminación **-logia** le confiere el carácter científico que actualmente está teniendo esta área del saber humano

De todas formas en las Ordenanzas de algunas entidades profesionales como es las de la Asociación Portuguesa de Naturopatía o la Federación Española de Asociaciones Profesionales de Naturópatas se mantienen conviviendo los dos términos, siendo el de Naturología el que se adjudica a los Naturópatas que se dedican a la investigación de base y como categoría máxima dentro de las categorías profesionales convenidas por ambas corporaciones.

15. Los técnicos y profesionales de nivel medio desempeñan funciones predominantemente técnicas o especializadas relacionadas con la investigación y con la aplicación de los principios, conceptos y métodos de distintas ramas científicas o artísticas y con los reglamentos oficiales o profesionales e imparten enseñanza de

cierto nivel. Las tareas desempeñadas por los técnicos y profesionales de nivel medio incluyen las siguientes…; en materia de ciencias biológicas y disciplinas conexas, incluida la medicina… Tales tareas pueden incluir la supervisión de otros trabajadores."

16. "Los técnicos y profesionales de nivel medio de las ciencias biológicas, la medicina y la salud efectúan tareas técnicas relacionadas con la investigación y con la aplicación de conceptos, teorías, principios y métodos en materias relacionadas con los seres orgánicos, incluidas la agricultura, la ganadería y la silvicultura, así como la sanidad, la medicina y la farmacia, y prestan servicios de enfermería, partería y curación paramédica. Las tareas desempeñadas por los trabajadores comprendidos en este subgrupo principal incluye las siguientes:… medicina tradicional, inclusive ciertos tipos de atención curativa paramédica… Pueden recibir orientación de *Profesionales de las ciencias biológicas, la medicina y la salud*. Sus tareas pueden incluir supervisión de otros trabajadores".

17. "Los practicantes de la medicina tradicional y los curanderos brindan consejos sobre métodos de preservar o mejorar la salud y tratan las enfermedades mentales y físicas de las personas mediante técnicas curativas de uso tradicional en la comunidad a las que se atribuyen virtudes fundadas en la asistencia y estímulo de la naturaleza o en el poder de la creencia o de la sugestión. Las tareas desempeñadas por lo común incluyen: asesorar a los clientes sobre el comportamiento y alimentación adecuados para mantener o recuperar la salud y las fuerzas mentales y físicas; tratar pacientes mediante técnicas curativas tradicionales basadas en el estímulo de reacciones de origen natural… Sus tareas pueden incluir la supervisión de otros trabajadores".

18. "Los practicantes de la medicina tradicional tratan las enfermedades humanas mentales y físicas mediante hierbas, plantas medicinales y otras técnicas curativas de uso tradicional en la comunidad, basadas en el estimulo de reacciones de origen natural, y aconsejan

acerca de métodos para preservar o mejorar la salud y el bienestar"

19. "… asesorar a la comunidad y a particulares sobre alimentación Y comportamientos adecuados para mantener o mejorar la salud y el bienestar… tratar enfermos y lesiones utilizando hierbas, plantas medicinales y otras técnicas de uso tradicional en sus comunidades como medios de apoyar o estimular reacciones naturales. Desempañar tareas afines y supervisar a otros trabajadores".

20. Como ejemplo véase la obra de Domingo Bellsolá "Curas y Farmacia Naturista" (Barcelona, 1980) donde va exponiendo un repertorio de enfermedades y los tratamientos naturales a seguir, especificando el profesional al que hay que recurrir en cada caso.

- En la pag. 98 especifica que "es conveniente que desde el principio analice el curso patológico, un médico naturista…
- En la pag. 107 dice "… o bien con otras posiciones a criterios del terapeuta".
- En la pag. 110 refiere "El naturópata debería de compenetrarse y vivir casi los problemas del paciente".
- En la pag. 124 considera "… según criterio del Naturópata"
- En la pag. 129 afirma "Siendo la enfermedad muy grave a veces, debe de seguirla un buen médico o naturópata quien determinará la terapéutica oportuna en cada caso".
- En la pag. 141 dice que "… intentar sus correcciones por los procedimientos fitoterápicos y siempre será mejor consultar al especialista…".
- En la pag. 149 recomienda "… previa consulta de médicos naturistas o naturópatas".
- En la pag. 168 refiere "… asistidos por la hidroterapia, la helioterapia y energíaterapia, calculadas y dosificadas por un buen facultativo naturista o naturópata".
- y en la pag. 264, enumerando sus obras publicadas describe en "TECNICAS DE MEDICINA NATURAL": Vademécum abreviado de las formulas, de, medicina natural, con dosificación y detalles, para

Naturópatas y público en general. Apuntes de urgencia.

En el curriculum de Domingo Bellsolá consta el haber obtenido los siguientes diplomas: Diploma of Naturopathy A.B. por la Angla-American Institute of Drugless Therapy. Dr. en Medicine Naturopathique por la Faculte Libre de Culture Humaine Integrale. Dr. por la Universidad Argentina de Naturología Aplicada. Dr. of Homeopathic Medicine (D.M.B.) por el AngloAmerican Institute of Drtugles Therapy.

Además de los méritos contraídos en su práctica profesional consta el haber pertenecido a la primera generación de Naturópatas que ejercieron en nuestro país corporativamente lo cual puede justificar el hecho de su "vaguedad conceptual", ya que en los comienzos de toda ciencia es normal el titubeo conceptual.

21. La falta de esta Teoría y Metodología es la que ha dado lugar, evidentemente, a la falta de claridad conceptual y, por tanto, al problema de la nomenclatura de como, no ya solo definir, sino llamar a la Aplicación del Método Natural en el campo de la Salud; pero también es obvio que toda ciencia, antes de llegar a su etapa de sistematización y formalización, pasa por estos debates acerca de sus conceptos y definiciones; etapa en la que se encuentra actualmente la Naturopatía.

En los umbrales de la fundación de la Naturopatía nos encontramos con los siguientes términos.

✓ Naturheilkunde (Ciencia de la de la Salud Natural). Rause ✓ Higienismo. Herbert Shelton	✓ Nueva Ciencia de Curar. Louis Khune ✓ NATUROPATÍA

Después de la fundación de la Naturopatía, no se siguió un trabajo fuerte de sistematización, por otro lado comprensible debido a las otras dos corrientes paralelas: la de los profesionales sanitarios y las de los autodidactas, donde ambos seguían utilizando los mismos principios filosóficos y fundamentos, simplemente le cambiaban el nombre y añadían algo nuevo de su cosecha lo cual hace imposible el intento de sistematización. (Pongamos un ejemplo, supongamos que cuando Albert Einstein enuncio la Teoría de la Relatividad le hubiera cambiado el nombre a la Física y le hubiera llamado otra cosa, además de criticar eufemísticamente a Newton o Galileo, entonces sería imposible que hoy hubiera un corpus de conocimiento denominado Física.)

En esta línea de términos citamos.

Autodidactas	Profesionales sanitarios:			Naturópatas
Trofología.	Medicina	Terapia	Naturismo	Calobiótica.
(Nicolás Capo).	Natural	Holística	médico	Naturología.
	Medicina	Naturoterapia	Terapias	Biocultura.
Doctrina	Bionómica	Medicina	Naturales	Antroponimia.
térmica de la	Bionomía	holística	Naturismo	Terapeuta.
Salud (Manuel	Medicina	Medicina	sanitario	Técnicas
Lazaeta.	Alternativa	naturopática	Técnicas	alternativas a
	Método Kousmine	Paramedicinas	parasanitarias	la salud
Mi sistema.	Medicina de	Asesor en salud	Medicina	Medicina
(J.P. Muller)	la nueva era	Bioterapia	blanda	Naturales y
	Terapias	Medicina	Medicinas	Ancestrales
Macrobiótica	biológicas	biológica	paralelas	Técnicos
		Medicina	Medicina	Sanitarios
		tradicional china	hipocrática	Alternativos

22. El Dr. Jaramillo, uno de los iniciadores de esta corriente en España, expone sus ideas, al respecto, de la siguiente manera:

"… Con lo ya dicho, claramente se comprende, la incompatibilidad que existe entre ambas Medicinas, como que la finalidad de cada una es radicalmente opuesta y contraria. La medicina Natural labora para limpiar y depurar el cuerpo de todo cuanto impedimente su funcionamiento, sin preocuparse de las protestas que la esfera sensitiva formule, con quejumbres de flaqueza, por las molestias que origina tan indispensable como beneficiosa labor depuradora y rehabilitadora¡ la Medicina escolástica, por el contrario, acusando una condición de puro servilismo, atenta, únicamente, a la dicha protesta de la esfera sensitiva, con su empirismo terapéutico, va a contrarrestar las reacciones depuradoras, sanadoras, de las energías orgánicas, retrollevando al interior del organismo las toxinas o detritus morbosos, acrecentando el morboso acervo con sus empeoradores fármacos, e imposibilitando con ello, a veces de un modo definitivo, la rehabilitación de la normalidad funcional del organismo…" (Tratado de Naturopatía superior, T.I. pag. 94-95.Acosta, Cabal, Colastra, Chacón y Real. Madrid, 1983·

23. Siguiendo el esquema sobre las relaciones entre concepciones sobre la salud a lo largo de la historia, podemos acoplar estas tres corrientes:

ADAPTACION. CULTO A LA SALUD. MAGIA. CORRIENTE FILOSOFICA.	DOMINIO. MIEDO A LA ENFERMEDAD. MEDICINA. CORRIENTE MARGINAL	INTEGRACION CULTURA DE LA SALUD. CIENCIAS DE LA SALUD. CORRIENTE AUTONOMA.

24. Término contenido en el Corpus Hipocraticum y que designa la relación de la naturaleza de la persona (fisis) con la naturaleza global (to holon)

25. Término que aparece en la obra de Jose Castro designando   "Arte y Ciencia del buen vivir"

Etimológicamente proviene del griego Kalos -humano- y de Bios -vida-.

26. La Medicina Natural al Alcance de Todos (ed. CEDEL, Barcelona, 1977) pag. 8.
Cuando Manuel Lezaeta Acharan escribió esta obra ya había comenzado la historia de la Naturopatía, Y es lógico que en los albores de la misma todavía se estuvieran esbozando los principios fundamentales, en este sentido aunque Lazaeta tuviera su titulación de Naturopatía si es cierto que escribió y actuó según los Cánones del criterio naturopático.

27. Se refiere a la Doctrina Térmica de la Salud.

28. Los dos autores mencionados son Naturópatas titulados en USA y GB.

29. Curso Completo. Teórico y Práctico de Biología Naturopática (ed. U.S.H, Burdeos (Francia), 1970, traducido al portugués por María Amelia Barcia y Antonio Manuel Barcia, Ed. Natura, Lisboa.) pag. 74.

30. *op. cit., pag. 192*

31. No utilizar nunca la palabra "terapia", pero designar el agente natural con un sinónimo de alcance más general

32. Algunas empresas de fabricación de productos herbodietéticos advierten de este hecho, indicando en las informaciones a los profesionales lo siguiente:
"Por razones legales y jurídica este tipo de información, no puede ponerse a disposición del público, ya que los productos destinados al uso dietético no pueden llevar indicaciones terapéuticas ni dosificaciones. Por lo cual, rogamos al personal especializado (único al que van destinado estas informaciones), que no lo divulguen a personas no competentes (público en general. En caso de dársele un uso distinto del indicado, nos reservamos el derecho a recurrir a la vía legal, en salvaguarda de nuestros derechos".

33. Argumento de mucho peso ya que de por si descarta su uso en Naturopatía, puesto que, como veremos en la segunda parte de esta obra, la función del naturópata se encuadra en otro marco referencial que va mas allá del hecho de servir, como actitud, pasiva, sino que se alinea con la actitud activa de educar.

34. ARISTOS, diccionario ilustrado de la lengua española (Ed. Ramón Sopena, ilustrado Barcelona, 1982).

35. op. cit., pag. 606

36. Diccionario Enciclopédico Universal CREDSA, (Ed. CRESA Madrid-1970) T. VIII, pag. 4208.

37. En referencia estricta al uso clásico del vocablo Higiene Vital.

38. Finalidad Higiénica o Salutista; aunque quizás sea preferible utilizar en algunos momentos este segundo término que invita a una confusión menos ostensible con el término higiene (aunque la apellidemos "Vital"), si no véase el concepto de la Higiene dogmática utilizado por el Dr. Letamendi en la revista "La Salud" (1874), y el término higionomía (higiene bionómica integral) utilizado por el Dr. Palafox en la revista "Cuadernos de Bionomía" (1950).

39. Sobre todo con las denominaciones de Medicina Natural, Medicina Alternativa, Medicina Holística, Terapia Natural, Terapias Alternativas, Terapias Parasanitarias, Naturoterapia, Terapias Blandas, Terapias Independientes, Técnicas Sanitarias Naturales, Alternativas etc… términos que, por un lado, están favoreciendo la más rápida sistematización de la Naturopatía ya que sintomatizan el hecho de un cambio de paradigma en la concepción de la salud.

40. Término que he estado utilizando, como profesor de Naturopatía, desde al año 1991 y que he propuesto en la elaboración de todos los proyectos.

41. Aquí viene ejemplificar los conceptos que venimos analizando para conformar a la Naturopatía como saber autónomo: La utilización de términos como Terapia,

curar, diagnosticar, anamnesis, tratamiento etc… forman parte del filibusterismo semántico, es decir son robados a otras áreas del saber, como es la medicina.

42. En España, el primer intento serio de teorización lo formuló, Simón Vicente Benede, quien en un opúsculo titulado "La Naturopatía no es medicina" (Zaragoza, 1985) pone las bases para la elaboración de un corpus autónomo de la Naturopatía.

43. En el mes de Junio de 1994 fue entregado en el Consejo de Universidades el proyecto de creación de los estudios universitarios de Naturopatía, donde se estructura dichas enseñanzas dentro del área denominada "Ciencias de la Salud", y, consecuentemente, se proponía que fueran incluidas dentro de las Escuelas Universitarias de Ciencias de la Salud.

44. Aquí no podemos caer en el error metodológico de identificar Naturopatía con Salud Natural, igual que ocurriera con la identificación histórica de Medicina = Salud

BLOQUE TEMATICO IV
Clasificación sistemática e integradora de la Naturopatía

* **Objetivos**

Los objetivos específicos se pueden estructurar en torno a los siguientes puntos:

- Saber, al igual que las demás ciencias, cuales son las partes en que se divide la Naturopatía.

- Situarse en cada momento en que área de la Naturopatía estamos trabajando.

- Disponer de una clasificación sistemática para abordar el problema de las especialidades o ramas.

El desarrollo de estos objetivos lo realizaremos siguiendo estos temas:

Tema 15.- Las Areas de conocimiento de la Naturopatía.

Una vez encuadrada y definida la Naturopatía vamos a pasar a hacer una clasificación sistemática o integradora de la misma, pues no hay ciencia si tras una adecuada definición, en nuestro caso la Naturopatía, no aparece la enumeración sistemática de sus partes y dimensiones fundamentales que expliciten su riqueza interna.

El cuerpo de estudio de la Naturopatía, como ciencia de la salud, gira en torno a cinco áreas de conocimiento que son:

* NATUROPATÍA DESCRIPTIVA
* NATUROPATÍA NORMATIVA
* NATUROPATÍA EXPERIMENTAL
* NATUROPATÍA APLICADA
* NATUROPATÍA FUNDAMENTAL

A continuación vamos a exponer el esquema general para tener una visión global de las áreas antedichas, y después pasar a su explicación y desarrollo. En este esquema se contemplan las posibilidades de desarrollo que tiene la Naturopatía como parcela de conocimiento autónomo, y las posibilidades de que se estructura como un cuerpo de conocimiento con entidad propia dentro del campo de las Ciencias de la Salud

NATUROPATÍA **Ciencia de la Salud**		
❖ **NATUROPATÍA DESCRIPTIVA**	✓ Factores Biológicos	* Herencia * Desarrollo Físico * Estructura y Función Biológica * Mundo Físico * Biología de la Salud * Ecología de la Salud
	✓ Factores Psicológicos	* Estructura y Función Psicológica. * Desarrollo Psíquico. * Infancia. * Adolescencia. * Juventud. * Senectud. * Tipos Psicológicos. * Psicología de la salud.
	✓ Factores Sociológicos	* Comunidad Domestica. * Comunidad Escolar. * Comunidad Local. * Comunidad Autonómica * Comunidad Nacional. * Comunidad Planetaria. * Economía de la Salud. * Sociología de la Salud
❖ **NATUROPATÍA NORMATIVA**	✓ Educación para la Salud	
	✓ Promoción de la Salud	
	✓ Consejos de Salud	
	✓ Atención Primaria de Salud	
	✓ Estilos de vida Saludables	
	✓ Defensa Activa de la Salud.	
	✓ Autogestión de la Salud	* Autoasistencia * Autoayuda * Autoestima * Autofortalecimiento

❖ **NATUROPATÍA EXPERIMENTAL**	✓ Etiología de la Salud ✓ Higiogénesis ✓ Procesos higiológicos ✓ Indicadores del Estado de Salud. ✓ Conducta Orientada hacia la Salud. ✓ Conducta Relacionada con la Salud. ✓ Técnicas de tomas de decisiones dirigidas a mejorar la Salud. ✓ Estrategias de Elección Saludable. ✓ Salutismo. ✓ Métodos de Investigación en Ciencias de la Salud. ✓ Modelos experimentales en Ciencias de la Salud. ✓ Tecnología de la Salud. ✓ El Profesional de la Salud. ✓ El Servicio de Naturopatía.	
❖ **NATUROPATÍA APLICADA O TECNOLOGIA NATUROPATICA**	✓ Naturopatía Alimentaria. ✓ Naturopatía Fitocomplementaria. ✓ Estímulos Naturales ✓ Naturopatía Manual ✓ Naturopatía Sensorial. ✓ Naturopatía Funcional. ✓ Naturopatía Psicofísica. ✓ Naturopatía Energética ✓ Semiología Naturopática	

❖ **NATUROPATÍA FUNDAMENTAL**	✓ Filosofía de la Naturaleza. ✓ Teoría de la Salud. ✓ Metodología Naturopática. ✓ Didáctica de la Naturopatía.	

Tema 16.- Naturopatía descriptiva.

En el área de **Naturopatía Descriptiva** estudiamos todos aquellos fenómenos que intervienen en la Salud, en su triple dimensión.

❖   En la **dimensión biológica** se describen los mecanismos biológicos que intervienen en la Salud; en la estructura y Función Biológica estudiamos la conformación estructural y el funcionamiento del organismo humano en su vertiente biofisicoquímica; estudiamos también los fenómenos de la herencia que conforman un buen estado de salud, así como el mundo físico de la persona que interviene directa o indirectamente en su estado de salud, y su desarrollo como persona saludable. Tanto la biología de la salud como la ecología de la salud complementan el estudio de la dimensión biológica del ser humano.

❖   En la **dimensión psicológica** se describen los fenómenos psicológicos que intervienen en la salud; en la Estructura y Función psicológica estudiamos las bases estructurales y funcionales de la conducta humana; estudiamos también, desde el punto de vista de la psicología evolutiva, el desarrollo de la persona a través de las distintas etapas de la vida y su Estilo de Vida Saludable. También es necesario estudiar las Tipologías Psicológicas que favorecen unas conductas saludables para después poder actuar sobre ellas, y en la Psicología de la salud completamos el estudio de la Actividad Humana en el campo de la Salud.

❖   En la **dimensión sociológica** se describen las complejas relaciones sociológicas que intervienen en el fenómeno de la Salud. Esta relación comienza en la comunidad menos dimensionada y más cercana a la persona hasta la más dimensionada y más lejana, pero intrínsecamente relacionadas unas con otras, estudiamos la intervención de las distintas comunidades en la conformación de hábitos saludables en las personas a la vez que también estudiamos las influencias de las distintas políticas salutíferas que se establecen en nuestra comunidad; y por ultimo en la Sociología de la Salud se dimensiona toda esta interrelación dinámica en el proceso de la Salud.

Tema 17.- Naturopatía normativa.

❖ La Educación para la Salud constituye la parte más importante en la normatividad Naturopática.

El Glosario de Promoción de la Salud (Don Nutbeam, Oficina Regional para Europa de la Organización Mundial de la Salud, 1985, trd. Andrea de Manuel y José Luis Moscoso, Salud entre Todos, 1986) dice: "La educación para la salud es un término que se utiliza para designar a las oportunidades de aprendizaje creadas conscientemente con vistas a facilitar cambios de conducta encaminados hacia una meta predeterminada. La educación para la salud ha estado hasta ahora estrechamente ligada a la prevención de la enfermedad como medio susceptible de modificar los comportamientos identificados como factores de riesgo de determinadas enfermedades. Se trata fundamentalmente de una actividad educativa diseñada para ampliar el conocimiento de la población en relación con la salud y desarrollar la comprensión y las habilidades personales que promueven la salud".

En este sentido, la Naturopatía aporta la imprescindible necesidad de tomar como referencia la dimensión natural del ser humano en su contexto biocultural en los objetivos de la Educación para la Salud. Continua diciendo el Glosario "sin embargo, la educación para la salud no se preocupa solo de los individuos concretos y de sus conductas saludables y de riesgo. En el ámbito de la Promoción de la Salud es también necesario poner en práctica diferentes formas de Educación para la Salud dirigidas hacia los grupos y las organizaciones y hacia comunidades enteras". La intervención naturopática en los programas de Educación para la Salud sirve también para la concienciación sobre las causas ecológicas y económicas de la salud, así que como el proceso "enfermar" es algo consecuente de las relaciones ambientales, conductuales, sociales y económicas, quitándosele esa carga de concepciones mágicas y desconocidas; a la vez que elaborar estrategias encaminadas en este sentido.

En la casuística naturopática (la salud por la naturaleza) señalamos, en línea con lo recogido con el Glosario que "la Educación para la Salud supone una superación del papel que tradicionalmente se le ha atribuido, limitado fundamentalmente a cambiar las conductas de riesgo de los individuos; y se convierte así en un potente instrumento de transformación personal y social. Por tanto, es necesario que el contenido de estos programas incluya informaciones que, por ejemplo, demuestren la viabilidad política (políticas de salud con referencias a la biocultura) y las posibilidades organizativas de diversas formas de actuación dirigidas a lograr cambios ecológicos, económicos o sociales que favorezcan la salud".

❖ La **Promoción de la Salud** constituye la herramienta fundamental de la intervención naturopática, junto con la Educación para la Salud. Recoge el Glosario que "la Promoción de la Salud es el proceso mediante el cual los individuos y las comunidades están en condiciones de mantener un mejor control sobre los determinantes de la salud y, de esa manera, mejorar su estado de salud". En este sentido, la intervención social de la Naturopatía (fundamentándose en los principios básicos del Naturismo-Vegetarianismo-Higienismo) ha tenido como uno de sus ejes básicos que para obtener un buen estado de salud hay que cambiar el estilo de vida personal y, a la vez, el estilo de vida de la sociedad, utilizando como elemento unificador el respeto a las leyes de la Naturaleza. Este concepto paradigmático esta al hilo con la asignación que se da en el Glosario al papel de la Promoción de la Salud en el sentido de que "se ha convertido en un concepto unificador para todos aquellos que admiten que, para poder fomentar la salud, es necesario cambiar al unísono tanto las condiciones de vida como la forma de vivir. La Promoción de la Salud constituye una estrategia que vincula a las personas con sus entornos" y añadimos -físico-biológico-cultural-" y que, con vistas a crear un futuro más saludable, combina la elección personal con la responsabilidad social. Un principio inherente al enfoque de promoción de la salud es implicar a toda la población en el contexto de su vida cotidiana; para ello es fundamental que exista una participación comunitaria efectiva en la definición de los problemas, en la forma de decisiones y en las medidas emprendidas para modificar y mejorar los factores determinantes de la Salud. Por esta razón, la Promoción de la Salud implica una cooperación estrecha y vinculante entre todos los sectores de la sociedad, incluido el gobierno, con vistas a asegurar que el **"entorno global"** promueva la salud".

Continua diciendo el Glosario "de forma más concreta, la Promoción de la Salud constituye una nueva estrategia dentro del campo de la salud y el ámbito social. Esta estrategia se puede considerar; por un lado política, en tanto que está dirigida hacia la elaboración de planes de actuación concretos, y por el otro como un enfoque que promueve la salud y está orientado hacia los estilos de vida. Así pues, la promoción de la salud no se ocupa solo de promover el desarrollo de las habilidades personales y la capacidad de la persona para influir sobre los factores que determinan la salud, sino que también incluye la intervención sobre el entorno para reforzar tanto aquellos factores que sostienen estilos de vida saludables como para modificar aquellos otros factores que impiden ponerlos en práctica. Esta estrategia se resume en la siguiente frase "conseguir que las opciones más saludables sean las más fáciles de elegir".

La Promoción de la Salud ha sido sintetizada (OMS) a través de los siguientes principios generales de actuación:

✓ La Promoción de la Salud implica trabajar con la gente no, sobre ella.
✓ Empieza y acaba en la comunidad local
✓ Está encaminada hacia las causas de la salud, tanto en las inmediatas como en las subyacentes.
✓ Valora tanto el interés por el individuo como por el medio ambiente.
✓ Subraya las dimensiones positivas de la salud.
✓ Afecta, y debería involucrar, por tanto, a todos los sectores de la sociedad y el medio ambiente.

La Promoción de la Salud y la Educación para la Salud están íntimamente relacionadas y ligadas.

- La Promoción de la Salud trabajará en la dimensión social de la persona, por tanto va a depender, en esencia, de la participación activa de una población bien informada en el proceso de cambio hacia una Cultura de la Salud.

- La Educación para la Salud trabajará en la dimensión individual de la persona, constituyéndose en un elemento básico para la consecución de estos objetivos.

En este punto es importante matizar la diferencia que puede haber entre Promoción de la Salud y Prevención de la Enfermedad (conceptos complementarios dentro del sistema de salud).

	PROMOCION DE LA SALUD	PREVENCION DE LA ENFERMEDAD
Punto de mira	La Salud	
Objetivos	Aumentar la Salud en general y en aspectos concretos	Impedir la aparición, desarrollo o secuelas de enfermedades concretas
Grupos Dianas	Individuos, Grupos, Comunidades	Básicamente Grupos de Riesgo y en la prevención primaria, toda la Comunidad
Recursos	Sistema Sanitario y el resto de los recursos de la Comunidad	Fundamentalmente el Sistema Sanitario
Agentes de la Intervención	Miembros de la Comunidad junto con el Personal de Salud	Profesionales Sanitarios
Evaluación	Trabaja sobre sistemas de valores individuales, ecológicos y sociales difícilmente objetivables y cuantificables	Trabaja sobre hechos de más fácil medida o por lo menos con más tecnología desarrollada en su medición.

❖ Los **Consejos de Salud** tanto para personas enfermas como sanas, como para grupos interesados en la salud, es el recurso básico que utiliza el Naturópata en su práctica diaria. Los consejos de salud están basados en los conocimientos científicos sobre la salud, y que se ponen en práctica mediante los Consejos de Salud lo cual supone su más inmediata contrastación.

❖ En la **Atención Primaria de la Salud** es donde el Naturópata tiene su función más importante, ya que como define el Glosario "la Atención Primaria de la Salud es asistencia sanitaria esencial basada en métodos y tecnologías sencillos, científicamente fundados y socialmente aceptables, a un coste que la comunidad y el país puedan soportar". La Naturopatía cumple con estos requisitos y, por tanto, puede participar en la Atención Primaria de la Salud como Servicio de Apoyo a la sanidad pública, así como elaborando proyectos prácticos de Atención Primaria de la Salud realizados a nivel social privado o en colaboración con las respectivas administraciones a nivel social público, actuando como Agentes de Atención Primaria de la Salud; ya que como define el Glosario, y tal como lo recoge la O.M.S. en su programa Salud para Todos en el año 2000, "además del sector sanitario, deben estar implicados también otros sectores relacionados con la salud". Y siguiendo con el papel de la Naturopatía como servicio a la Sanidad, hay que decir que una de las actividades que necesariamente debe incluir la Atención Primaria de la Salud, necesariamente debe incluir la Atención Primaria de la Salud, según el Glosario, es "la Educación para la salud de las personas y del conjunto de la población" En este sentido continua el Glosario "esta educación debe poner énfasis primordial en aclarar las dimensiones y la naturaleza de los problemas de salud prevalentes en esa población y promocionar los métodos de salud para controlar esos problemas".

Coincidiendo con una de las actividades esenciales de la Atención Primaria de la Salud como es la alimentación, la Naturopatía juega un papel importante en el sentido de la importancia que tiene la alimentación natural en el esquema salutífero de la naturopatía, así como mantener un sistema de inmunidad natural en buenas condiciones mediante reglas higiénicos-dietéticas, desde el punto de vista Naturopático, y suministrar a la población el contacto con los Agentes Naturales de Salud (agua, tierra, sol, aire, luz, sonido, plantas, vegetales, gimnasia, sonido, danza...) para recuperar o mantener un Estado Optimo de Salud .

El Naturópata, como profesional de la salud, como defensor y promotor de la salud se encuentra con suficiente elementos de juicio para influir en la formulación de políticas de salud que afectan a la comunidad a la que atiende.

❖ Una vez alcanzado el Estado Optimo de la Salud, el Naturópata tiene que orientar a la persona para que vaya adoptando Estilos de Vida Saludables conforme a las pautas naturistas-higienistas. Para ello el Naturópata tiene que tener en cuenta que, según lo define el Glosario, "el termino estilo de vida se utiliza para designar la manera de vivir en general, basada en la interacción entre las condiciones de vida, en su sentido más amplio, y las pautas individuales de conducta, determinados por factores socioculturales y características personales".

Siguiendo con la definición que, sobre Estilos de Vida, nos da el Glosario "el espectro de pautas de conducta entre los que pueden optar los miembros de una colectividad puede estar limitado o ampliado por factores sociales y ambientales; por este motivo, los estilos de vida se suelen considerar en el contexto de las experiencias individuales y colectivas, así como en relación con las condiciones de vida.

Los estilos de vida de un grupo social comprenden una serie de pautas de conductas determinadas socialmente y de interpretaciones de situaciones sociales. Estas pautas son desarrolladas y utilizadas por el grupo como mecanismos para afrontar los problemas de la vida. El estilo de vida de una persona está compuesto por sus reacciones habituales y por las pautas de conductas que ha desarrollado durante sus procesos de socialización. Estas pautas se aprenden en la relación con los padres, hermanos, compañeros y amigos, o por la influencia de la escuela, los medios de comunicación… (Psicología y Sociología de la salud). Dichas pautas de comportamiento son interpretadas y puestas a prueba continuamente en las diversas situaciones sociales y, por tanto, no son fijos, sino que están sujetos a modificaciones".

El Naturópata desarrolla su trabajo teniendo muy en cuenta el estilo de vida de la persona y de su entorno; en el desarrollo de las campañas donde pone el énfasis en la forma de vida y en la capacidad inherente que tienen todas las personas para cambiar su estilo de vida y el de su sociedad en aras de un mayor Estado de Salud (como ejemplo de esto se puede consultar la revista Consejos para Vivir con Salud, edit. Cedel… Viladrau (Girona). En este sentido el Glosario la vital importancia que tienen los estilos de vida para tener un Estado, citamos "en el ámbito de la Promoción de la Salud son de vital importancia tanto la gran influencia de los estilos de vida sobre la Salud, como el potencial de cambio de dichos estilos. El modo de vida de una persona puede dar lugar a patrones de conducta que son beneficiosos o perjudiciales para la salud. De la comprensión de la influencia de los estilos de vida en la salud, resulta evidente que, si hay que mejorar el estado de salud mediante la modificación de dichos estilos de vida, hay que actuar tanto sobre la persona como sobre los factores del entorno global que influyen en los estilos de vida.

❖   En el ámbito personal y social el Naturópata, como profesional de la salud, tiene el deber de intervenir para potenciar la Defensa **Activa de la Salud**, tiene que influir en las decisiones y actos de las comunidades y los gobiernos que ejercen algún tipo de control sobre los recursos que inciden en la salud. Según indica el Glosario "existe una serie de mecanismos de actuación, que van desde facilitar información en materia de salud a los responsables de las tomas de decisiones y promover la participación pública en decisiones de asuntos relacionados con la salud, hasta intentos directos encaminados a influir en los niveles apropiados del gobierno para que adopte decisiones que mejoren el estado de salud de la comunidad"

En Promoción de la Salud, el abogar por la salud se puede considerar como una tarea importante del Naturópata como profesional de la salud.

❖ La **Autogestión de la Salud** se puede considerar como el objetivo último de la Naturopatía, es el estadio en que la persona se responsabiliza de su propia salud y, por tanto, de la comunidad. En este proceso podemos distinguir los siguientes elementos (según definición de la O.M.S.)

   ✓ **Autoasistencia.** Son las actividades salutíferas organizadas de forma no oficial y la toma de decisiones relacionadas con la salud, que abarcan la autoaplicacion de los Agentes Naturales de Salud en el contexto social normal de la vida cotidiana. Los autocuidados se pueden considerar como un recurso primario de salud. Las actividades de autoasistencia son un medio por el cual las personas asumen una mayor responsabilidad en su propia salud basada en la comprensión, en su propio lenguaje, de lo que significa la salud, de como fomentarla y de qué medidas hay que tomar cuando se pierde. La responsabilidad del Naturópata, como profesional de la salud, es proporcionar una serie de servicios con un nivel adecuado que aumente en la población la confianza y la capacidad de prestarse autoasistencia

✓ **Autoayuda.** Son todas aquellas medidas llevadas a cabo no profesionales para promover, mantener o restaurar el estado de salud de una comunidad determinada. Como ejemplo de autoayuda se podrían citar la construcción de un Centro Naturista de Salud, un Centro de desarrollo personal o un sistema de Reciclaje de basuras por parte de la comunidad que probablemente se beneficiara de dichas mejoras. También se considera la autoayuda como "los recursos no profesionales en materia de salud" movilizado conscientemente por una comunidad para afrontar los problemas de salud; la autoayuda es más un recurso que una actividad. El Concepto de autoayuda es importante en Promoción de la Salud puesto que es la base de nuevas formas de afrontar los problemas, de autodeterminación y humanización en la prestación de los cuidados de la salud y el fomento de la misma.

✓ **Autoestima.** El Naturópata tiene que favorecer la autoestima de la persona, que tenga una percepción positiva de su propia imagen, ya que es un hecho generalmente aceptado de que un elevado grado de autoestima favorece un buen estado de salud mental. Además, se sostiene que una elevada autoestima proporciona a la persona un mayor grado de independencia que la capacita a su vez para elegir más libremente y adoptar decisiones libres relacionadas con la salud. Por esto motivo, las actividades diseñadas para reforzar la autoestima se pueden considerar como promotores de la salud.

✓ **Autofortalecimiento.** Es la consecuencia de la autonomía personal mediante el desarrollo y la utilización de habilidades vitales que favorezcan la salud. Es un proceso concebido para restaurar la capacidad de la toma de decisiones y hacer que la persona tenga confianza en su autonomía, así como para que adquiera las habilidades necesarias que le capacite para decidir qué medidas tomar al respecto a su propia salud, la de su familia y la de la comunidad. Un objetivo fundamental de la Naturopatía es capacitar a la persona para asumir el control y la responsabilidad de su salud como un componente importante de su vida diaria, tanto mediante actividades espontaneas como organizadas en favor de la salud. El autofortalecimiento es un recurso fundamental para ejercer este control, esta responsabilidad, y llevar a cabo estas medidas.

Tema 18.- Naturopatía experimental.

En el área de **Naturopatía Experimental** estudiamos los fenómenos cuantitativos, leyes y teorías relacionadas con la Salud susceptibles de verificación mediante el uso de diferentes procedimientos y técnicas de observación sistemática y experimentación que, en conjunto, constituyen la metodología científico-experimental y cuyos resultados, por tanto, pueden ser expresados y analizados en forma matemática.

Y estudiamos también los fenómenos cualitativos, no susceptibles del método experimental, con otros métodos de investigación como son:
- ✓ El Método Descriptivo
- ✓ El Método Histórico
- ✓ El Método Comparatista
- ✓ El Método Semiótico
- ✓ El Método Reflexivo
- ✓ El Método Fenomenológico

❖ En la **Etiología de la Salud,** estudiamos las causas de la Salud (físicas, biológicas, psicológicas, ambientales, sociológicas...) aplicando los métodos de investigación adecuados en cada momento, pero incidiendo principalmente en el Método experimental.

❖ Los **Agentes Naturales de Salud** son aquellos que existen en la Naturaleza y se aplican de una manera natural, es decir, sin utilización de ningún elemento químico o físico para introducir o sacar algo de organismo humano, y sin utilizar ningún elemento animal (que previamente haya sido sacrificado) o elemento humoral o celular del organismo humano (nosodes). Los Agentes Naturales de Salud son, por tanto, el sol, el agua, el aire, la tierra, la luz, el sonido, los colores, las corrientes electromagnéticas personales y de la naturaleza, los alimentos de origen vegetal, las plantas e hierbas, las técnicas manuales, las técnicas psicofísicas de relajación, visualización creativa..., el ejercicio físico, los elementos minerales presentes en el organismo humano; elementos que al entrar en contacto con el ser humano **posibiliten alcanzar su Estado Optimo de Salud.**

❖ **Los Conocimientos sobre la Salud** van relacionados con el objetivo de la investigación naturopática que es la etiología de la salud. Los conocimientos sobre la salud posibilitan a las personas, y su comunidad, el poder autogestionarse la salud y a participar en los proyectos comunitarios encaminados a lograr un más alto grado de salud (bienestar total). Estos conocimientos devienen de la información a la que tienen acceso la población y que constituye la base cognitiva para la toma de decisiones en relación con la salud, las conductas orientadas hacia la salud y las conductas de riesgo. Los programas encaminados a la promoción del bienestar total tienen que reconocer la naturaleza multidimensional e integradora de la salud, centrando más su actuación en los estilos de vida que sobre los factores y conductas de riesgo. La Naturopatía, al hilo de lo recogido en el Glosario, cuando define el concepto de Conocimientos Sobre la Salud", no debe caer en el error de centrar la atención educativa en ampliar los conocimientos sobre las conductas saludables y las de riesgo, con la creencia de que esta información provocará un cambio de actitud y a la larga también cambios en la conducta; ya que este enfoque basado en los conocimientos, las actitudes y la conducta es limitado y, por tanto, tiende al fracaso. El naturópata, en su papel de promotor de la salud, tiene que "centrar la información tanto en las causas socio-ambientales como en la conducta individual y los estilos de vida, y el objetivo principal es aumentar los conocimientos sobre el espectro de actuaciones disponibles para mejorar el estado de salud y facilitar opciones genuinas y razonadas."

❖ Según aparece recogido en el Glosario "el Estado de Salud es el modo de describir y/o medir el estado de salud de una persona, grupo o población respecto a normas establecidas, con frecuencia mediante indicadores del estado de salud". La Naturopatía, desde su creación, se sitúa en una visión amplia de la Salud (sitúa un paradigma muy importante: La salud como relación armónica entre el ser humano y la naturaleza); y no contempla un concepto estrecho de estado de salud como término descriptivo relacionado con el estado de salud físico o biológico de una persona o población, sino amplía su comprensión incluyendo los aspectos sociales, emocionales y transpersonales y el estado de salud sentida. El estado de salud que va más allá de un estado asintomático se le llama, en el Glosario, Estado Positivo de Salud, este se refiere por lo general a la calidad de vida y al potencial de la condición humana. Los conceptos generales del estado positivo de salud suelen incluir la energía para vivir, la autorrealización y la creatividad. Un estado positivo de salud esta mas relacionado con el progreso personal que con la simple resolución de problemas. Aunque el concepto de estado positivo de salud sea fundamental para la filosofía de la promoción de la salud, conviene utilizar el término con una cierta cautela.

❖ Los **indicadores del Estado de Salud** son variables susceptibles de medición directa que proporcionan una medida de uno o más espectros del nivel de salud personal, comunidad o población determinada.

En el ámbito de la Naturopatía centramos más la atención en los Indicadores Positivos de la Salud cuantificables, que midan las conductas saludables y las condiciones del entorno global que promueven la salud, que en los Indicadores Negativos de Salud. La cuantificación de estos indicadores no es siempre posible, ya que también intervienen variables cualitativas (objeto contemplado en la Naturopatía Experimental).

❖ La **Conducta Orientada hacia la Salud** es cualquier actividad de una persona, independientemente de su estado de salud real o de su propia percepción del mismo, encaminada a fomentar, proteger o mantener su salud, tanto si dicha conducta es o no objetivamente efectiva para conseguir ese fin. Aquí tenemos el ejemplo de muchas personas que se hacen vegetarianas para conseguir un estado positivo de salud. Esta faceta orientadora del Naturópata es fundamental para posibilitar ese tránsito hacia un estado positivo de salud, sin menoscabo para la salud personal.

❖ La **Conducta Relacionada con la Salud** es cualquier comportamiento o actividad que forma parte de la vida cotidiana de una persona e influye sobre su estado de salud; estas conductas pueden tener tanto una influencia negativa como positiva sobre el estado de salud, por tanto, la Naturopatía tiene que hacer hincapié en promocionar aquellos aspectos de la vida cotidiana que son positivos para la salud y neutralizar o reducir la intensidad de aquellos que son peligrosos. El Naturópata no se enfoca en el concepto de "culpabilización de la víctima", es decir, pensar que la responsabilidad de la salud y los problemas de salud recae principalmente, sino exclusivamente, sobre el individuo; sino que tiene muy en cuenta la influencia de los entornos físicos, sociales y económicos, y las limitaciones que estos factores imponen sobre los estilos saludables de vida.

❖ En el apartado de **Técnicas de Tomas de Decisiones Dirigidas a Mejorar la Salud**, el empleo de la Naturopatía experimental es fundamental para conocer tanto a nivel cuantitativo como cualitativo los condicionantes, así como su intensidad a la hora de tomar decisiones saludables. En este estudio hay que descubrir las capacidades de las personas y/o comunidades para definir y discriminar, para que puedan decidir entre una serie de opciones disponibles. El Naturópata tiene que poner a disposición de los interesados la suficiente información acerca de las alternativas posibles y sus consecuencias, y además contar con que el entorno las posibilite.

❖ La **Elección Saluble** es la que realizan las personas y/o las comunidades entre las alternativas a su alcance con miras a fomentar la salud. Estas opciones se ven limitadas inevitablemente por el entorno global.

En la Naturopatía, en su vertiente de promoción de la salud, el objetivo central de estudio no se limita exclusivamente a proporcionar a las personas los conocimientos de salud y las técnicas de toma de decisiones necesarias, sino que supone ofrecer también a las personas y/o comunidades una amplia gama de posibilidades entre las cuales poder elegir, esta acción tiene que ir dirigida tanto hacia el entorno individual como al entorno global. En este sentido el objetivo es conseguir que las opciones más saludables sean también las más fáciles de elegir.

En los **Métodos de Investigación en Ciencias de la Salud** estudiamos los distintos métodos que podemos utilizar y las distintas técnicas que posibilitan un mayor acercamiento experimental al fenómeno de la salud en su dimensión natural.

También estudiamos el desarrollo de nuevas técnicas y modelos tanto teóricos como prácticos en el abordaje y comprensión de la salud en su ámbito natural.

❖ En los **Modelos Experimentales en Ciencias de la Salud** nos proponemos profundizar en los distintos diseños experimentales que se pueden realizar en el campo de la salud, así como desarrollar nuevos modelos y diseños que posibiliten un mejor manejo de los fenómenos relacionados con la salud en su vertiente natural.

❖ El Naturópata, en su actividad profesional, también puede utilizar elementos de **Tecnología de la Salud**, consistentes en instrumentos que usa como complemento para realizar la Evaluación del Estado de Salud y como medida salutífera. Estos instrumentos tienen las siguientes características:

I.   Son de tecnología intermedia.
II. Utilizan un tipo de energía no contaminante e incruenta.
III. No se utilizan para introducir en el organismo ni sacar ninguna sustancia orgánica, fármacos, sustancias radioactivas o de otra índole que escape a la competencia del naturópata.
IV. No se utilizan para hacer diagnósticos, tratamientos de enfermedades o preparar medicamentos.
V.   Se utilizan como vector de los Agentes Naturales de Salud.

❖ En el apartado que trata del **Salutismo y del Profesional de Salud,** estudiamos aquellos aspectos que son susceptibles de una investigación experimental, para proporcionar conocimientos sobre la opinión de la población acerca de la salud en su aspecto natural y proporcionar al Naturópata, como profesional de la salud aquellos instrumentos que le favorezcan en la realización de su trabajo cotidiano.

❖ El **Servicio de Naturopatía** es el espacio donde el Naturópata realiza su trabajo. Desde la Consulta de Naturopatía se realizan todas las actividades encaminadas a la Educación y Promoción de la Salud. La Investigación experimental va a permitir que la Consulta de Naturopatía desarrolle una amplia gama de actividades que favorezca la demanda social que existe actualmente sobre el enfoque de la salud en su dimensión natural.

Tema 19.- Naturopatía fundamental.

En la Naturopatía Fundamental investigamos los fundamentos de la Naturopatía, en esta área estudiamos la Filosofía de la Naturaleza, como marco de reflexión antropológica y de gestación de la Naturopatía; la Metodología y Teoría de la Naturopatía como elementos que fundamentan la Naturopatía como disciplina autónoma; la Historia de la Naturopatía como soporte fundamental para comprender el desarrollo y evolución de esta disciplina; y la Didáctica de la Naturopatía como elemento de enseñanza de este disciplina y formación de los naturópatas, a la vez que de investigación de nuevos modelos didácticos de la Naturopatía.

Tema 20.- Naturopatía Aplicada o Tecnología Naturopática.

En la Naturopatía Aplicada o Tecnología Naturopática estudiamos la forma de aplicación de los Agentes Naturales de Salud, teniendo en cuenta todos los conocimientos acerca de la naturaleza humana y su entorno. Los módulos que estudiamos y aplicamos en esta área son los siguientes:

❖ En la **Naturopatía Alimentaria** estudiamos la influencia de la alimentación en la salud humana, poniendo el énfasis en la alimentación natural. Su estudio abarca la nutrición, la trofología, la dietohigiene, la bromatología y la gastronomía.

  En la práctica naturopática se recomienda alimentos naturales (tanto en su composición, preparación, manufacturación, cultivo y propiedades organoeléctricas), de libre venta en el mercado, y productos complementarios que la industria de la dietética y régimen ponga a su alcance. Orienta, informa, asesora, aconseja y educa sobre la utilización de la alimentación vegetariana como fuente de salud. En el Estatuto General de la Naturopatía existe la recomendación de utilizar el término Trofología o Naturopatía Alimentaria (utilización de la alimentación desde el punto de vista de la Naturopatía) para evitar confusión con los Técnicos en Dietética y Nutrición (FP2), y los Diplomados en Dietética y Alimentación Humana (Diplomatura Universitaria).

❖ En la **Naturopatía Fitocomplementaria** aplicación de los vegetales para mantener o recuperar la salud. Aquí hacemos una diferencia entre la aplicación de las plantas medicinales, desde el punto de vista de la medicina, desde el punto de vista de la homeopatía, desde el punto de vista mágico, y desde el punto de vista Naturopático

En la Naturopatía Fitocomplementaria ponemos el énfasis en la utilización de las plantas como complementos en el Programa Personal de Salud, es decir, como coadyuvante en el biodrenaje, en el reequilibramiento y el mantenimiento de las funciones orgánicas, y no para suprimir signos o síntomas. Para su correcta aplicación estudiamos la botánica general, taxonomía vegetal, fitoquímica y fitohigiene (utilizamos este término para diferenciarlo de fitoterapia como aplicación sintomática de las plantas medicinales)

En la intervención naturopática se trabaja con productos, elaborados o no, a partir de plantas o hierbas de libre venta en Herbolarios y registrados como productos alimenticios por la industria Herbodietética, como complementos en el Programa Personal de Salud. En el Estatuto General de la Naturopatía se recomienda utilizar el término Herbología o Naturopatía Fitocomplementaria (utilización de las plantas desde el punto de vista de la Naturopatía y como complemento al Programa) para evitar cierta confusión con el uso y abuso del término fitoterapia por parte de otros profesionales de la salud.

❖ En los **Estímulos Naturales** se estudia la aplicación del agua, el sol, la tierra y el aire para alcanzar un Estado Optimo de Salud, mantenerlo y acrecentarlo.

En la praxis naturopática se aconseja los estímulos naturales necesarios para obtener un Estado Optimo de Salud, como elemento de educación y promoción de la salud.

❖ En la **Naturopatía Manual** se estudia todas las técnicas en la que se utilice, como elemento básico, las manos; y aquí se desarrolla, por ejemplo, el estudio de la quiropraxia, kinesiología, quiromasaje, reflexología, digitopuntura, drenaje linfático etc ...

Como Elementos Manuales, el Naturópata recomienda el tipo de masaje, no terapéutico, como remedio higiénico para mejorar el estado de salud, aliviar procesos y como medida para mantener una buena forma física. También aconseja el masaje en zonas concretas del organismo para producir una relajación que provoque un alto grado de bienestar, así como el tipo de postura corporal que mejor convenga para su estado de salud. Y cuantas medidas higiénicas beneficien la salud de la persona.

❖ En la **Naturopatía Sensorial** estudiamos la aplicación de aquellos elementos que actúan sobre los sentidos como son la música, el color, los aromas y la escritura.

En la práctica naturopática se recomienda aquellos elementos, como es la música, los sonidos, los colores, los aromas y olores… que, a través de los sentidos, van a producir un bienestar saludable en la persona. Se aconseja para que las personas sepan utilizarlos como medidas higiénicas en su vida cotidiana, así como, también los utiliza, para educar a la persona en una mayor percepción y agudización de los sentidos, como conocimiento de uno mismo y del universo que le rodea, al igual que para que sepa sacarles el mayor partido posible para su salud.

❖ En la **Naturopatía Funcional** estudiamos la aplicación de aquellos elementos que actúan a niveles de la función orgánica (enzimática), como son los oligoelementos (Oligocatalisis), las sales biológicas, los minerales (Litoquelación), y que se utilizan en dosis infinitesimales.

Los elementos funcionales se utilizan como complemento en la alimentación natural, para producir una mejora en la funcionalidad orgánica del individuo. Se utiliza como uso higiénico en todas las comidas en que haya un déficit causado, entre otras cosas, por la manufacturación, conservación, cultivo o preparación de los alimentos. Y cuantas medidas higiénicas promuevan un mayor conocimiento de la alimentación humana.

❖ En la **Naturopatía Energética** estudiamos la aplicación de los elementos energéticos que tiene la persona (individual) y los que posee la naturaleza. Aquí estudiamos lo que es la geobiología, los canales energéticos del ser humano, magnetismo...

En la intervención naturopática se recomienda la utilización de los elementos energéticos, imanes, posturas energéticas, situaciones energéticas de viviendas y edificios etc..., para que la persona disfrute de un buen estado de salud. A la vez que también se interviene realizando un estudio situacional de la vivienda o edificio para obtener una buena referencia del hábitat más saludable, indicará cuales son las posturas corporales que mejor benefician a su estado de salud; se recomienda el uso de imanes para normalizar el campo electromagnético de las personas, agua, vivienda etc...

❖ En la **Naturopatía Psicofísica** estudiamos la aplicación de los elementos que posee el ser humano para alcanzar el estado óptimo de salud, aquí trabajamos con, por ejemplo, la relajación, la biorrespiración, visualización creativa... etc.

Como elementos psicofísicos, el Naturópata recomienda aquellos ejercicios y técnicas que mejor vayan encaminadas a que la persona logre un equilibrio psicofísico, y como consecuencia un mayor bienestar personal. Enseña y aplica técnicas de relajación, técnicas de control mental y visualización creativa. Estructura sesiones de Yoga, Qi Qong, Taichi para armonizar el control psicofísico de la persona consigo mismo y con el medio que le rodea. Utiliza elementos como la risa para producir un mayor bienestar personal. Y cuantos recursos salutíferos sea capaz de aprender una persona para alcanzar una armonía psicofísica y un buen uso de su potencial como persona en aras de un mayor estado de salud.

❖ En la **Semiología Naturopática** se estudian todos aquellos signos que nos van a indicar el estado de salud de una persona. En este campo utilizamos la iridiología, quirología, grafología, fisognomía…, y toda aquella tecnología que no introduzca o extraiga ninguna sustancia en el organismo humano, por medios químicos o físicos. La Semiología Naturopática constituye un elemento básico para hacer una evaluación cualitativa del estado de salud de una persona, a la vez que es un coadyuvante en la evaluación de los Indicadores del Estado de Salud.

Esta clasificación, como es lógico, es abierta y en continua transformación; por tanto, no es una clasificación cerrada y definitiva. Es solo un primer intento de realizar una clasificación de la Naturopatía como Ciencia de la Salud, en base al desarrollo teórico que venimos exponiendo e intentando demostrar que la Naturopatía es algo más que un sumatorio de terapias.

BLOQUE TEMATICO V
La enseñanza de la Naturopatía

☑ Objetivos

Los anuncios específicos de este Bloque Temático se pueden enunciar en los siguientes términos:

- Saber cuál es el marco de la Naturopatía dentro de las enseñanzas de la Naturopatía.

- Conocer los principios del Programa de Enseñanza Integradas.

- Distinguir la disciplinaridad de la Naturopatía.

La consecución de estos objetivos lo desarrollamos en los siguientes temas:

Tema 21.- La Naturopatía en el marco de las enseñanzas universitarias. Aspectos legislativos.

Actualmente las enseñanzas de la Naturopatía, en España, se realizan en centros privados acogidos al derecho común, siendo enseñanzas profesionales no conducentes a la obtención de una titulación académica.

Antes de la publicación de la LOGSE las mencionadas enseñanzas de la Naturopatía se acogían al Decreto 707/1976 de 5 de Marzo. Sobre Ordenación de la Formación Profesional, que en su capítulo VII, art.35.1 especifica "Las enseñanzas de carácter profesional cuyo desenvolvimiento no conduzca a la obtención de un titulo con validez académica podrá ser establecido libremente, con el único requisito de comunicarlo al Ministerio, de Educación y Ciencia. Cuando a juicio de este Ministerio, la denominación de las enseñanzas pudiera inducir a error en relación con sus posibles efectos académicos, podrá obligar al cambio de denominación y a las precisiones que sean oportunas...".Y a la Orden Ministerial de 5/2/79 que amplia dicho artículo en los términos de especificación de los trámites a seguir para comunicar la apertura del Centro para impartir las enseñanzas no conducentes a una titulación con validez académica; especificando claramente en su art.4º.4 que los ejemplares del certificado, documento o diploma con el que se acredite a los alumnos la realización de las enseñanzas cursadas, deberá constar expresamente que tales enseñanzas carecen de validez académica.

Con la publicación de la Ley Orgánica del derecho a la Educación LODE 8/1985, de 3 de Julio, el estatus de los Centros Privados queda establecido según se contempla en el Capítulo III, art.21, 22, 23, 24,25 y 26.

En la Ley de Ordenación General del Sistema Educativo LOGSE de 1990, en su Disposición Sexta. Los art....y 24 de la Ley orgánica 8/1985, de 3 de Julio reguladora del Derecho a la Educación quedan modificados en los términos siguientes:

Art.24.1 "Los Centros Privados que imparten enseñanzas que no conduzcan a la obtención de un título con validez académica quedan sometidos a las normas del derecho común. Estos centros no podrán utilizar ninguna de las denominaciones establecidas para los centros docentes, ni cualesquiera otras que pudieran inducir a error o confusión con aquellas".

En el Real Decreto 1004/1991 de 14 de Junio, por el que se establecen los requisitos mínimos de los Centros que impartan enseñanzas de régimen general no universitarias., en su Titulo 1º, art 3º se especifica:"Según lo dispuesto en el art 24.1 de la Ley Orgánica 8/1985 de tres de Julio, reguladora del Derecho a la Educación, modificado por la Disposición Adicional Sexta de la Ley Orgánica 1/1990, de tres de Octubre, de Ordenación general del Sistema Educativo, los Centros privados que impartan enseñanzas que no conduzcan a la obtención de un titulo con validez académica quedaran sometidos a las normas del derecho común. Estos centros no podrán utilizar ninguna de las denominaciones establecidas para los centros docentes, ni cualquiera otra que pudiera inducir a error o confusión con aquellas".

Por tanto, actualmente, las enseñanzas de Naturopatía están acogidas a la Ley Orgánica 1/1990, de tres de Octubre, de Ordenación General del Sistema Educativo, disposición sexta, art, 24.1 y al Real Decreto1004/1991 de 14 de Junio siendo por tanto derogado el art. 707/1976.

Pero dado el carácter del área del saber humano con su epistemología, tecnología y praxiología, se exige el paso al nivel de estudios superiores universitarios con su correspondiente rango, a la vez que significaría elevar el nivel, tanto de conocimiento como de asistencia al ciudadano, en este sentido la justificación como carrera universitaria se daría en los siguientes puntos:

1º   El Articulo 43 de la Constitución Española recoge:

"...el derecho a la protección de la salud". Compete a los poderes públicos organizar y titular la salud pública a través de las medidas preventivas y de las prestaciones y servicios necesarios..."

La gran demanda social que está surgiendo en torno a la búsqueda de la salud mediante Métodos Naturales está haciendo necesario la creación de una carrera oficial que formalice la preparación de los profesionales que estamos cubriendo este área tan importante de la salud de las personas y de la sociedad.

Las condiciones en las que actualmente se preparan los profesionales de la Naturopatía y la situación en la que se ejerce la Naturopatía hace necesaria la asunción por parte de los Poderes Publico, en cumplimiento del art 43 de la Constitución Española, de formalizar los estudios de Naturopatía que conduzcan a la obtención de una Diplomatura universitaria, lo cual garantizaría una correcta preparación a la vez que estaría garantizada la asistencia de calidad a los ciudadanos que demandan los servicios de un Naturópata.

2º   El Articulo 1º (Del Derecho a la protección de la salud) de la Ley General de la sanidad 14/1986 de 25 de Abril dice: "La presente Ley tiene por <u>objeto la regulación general de **todas las acciones** que permitan hacer efectivo el derecho a la protección a la salud</u> reconocido en el artículo 43 de la Constitución".

3º   La necesaria regulación de la Naturopatía como "una de las acciones" que permita a la ciudadanía realizar su derecho a la salud, pasa por la creación de la carrera universitaria de

Naturopatía. Una carrera oficial especifica y un nivel adecuado para esta profesión terminaría con la situación actual de no regulación, lo cual está induciendo inevitablemente a una desmejora en la calidad de la formación que está repercutiendo, en última instancia en los usuarios en el Servicio de Naturopatía. Esta regulación académica daría cumplimiento a la declaración de intenciones recogidas en el art.1º de la Ley General de Sanidad de 1986.

4º   En los artículos 6-2 y 6-4 de la Ley General de la Sanidad, se recoge las actuaciones de "promover el interes individual, familiar y social por la salud…" y "Garantizar la asistencia sanitaria en todos los casos de <u>pérdida de salud</u>".

La gran responsabilidad que recae sobre el profesional de la Naturopatía al recibir a personas que buscan recuperar la salud por Métodos Naturales y aprender a llevar un Estilo de Vida Saludable hace imprescindible una gran preparación académica adecuada, que garantice la profesionalidad y competencia de los futuros profesionales.   Esta garantía   profesional daría cumplimiento a lo recogido en los artículos 6.2 y 6.4 en tanto en cuanto se garantizaría la asistencia sanitaria en todos los casos de pérdida de salud.

Debido al auge que está tomando día a día los Métodos Naturales de Salud es un nuevo campo que promete todo un abanico de posibilidades para nuevos profesionales. Además de los resultados obtenidos por la Aplicación del Método Natural en el Campo de la Salud amplían cada vez el campo de actuación de la Naturopatía. La Naturopatía es una profesión que puede elegirse libremente, según se contempla en la Carta Social Europea, art.2º y en el art. 35.1 de la Constitución Española en lo que compete al "deber de trabajar y el derecho al trabajo, a la <u>libre elección de su profesión</u> u oficio, a la promoción a través del trabajo y a una remuneración suficiente para satisfacer sus necesidades y las de su familia, sin que en ningún caso pueda hacerse discriminación por razón o sexo".

5º La existencia de un título oficial de Diplomatura Universitaria traería aparejada la descripción exacta de los campos de actuación y de las competencias de unos profesionales, que hoy en día no están del todo definidas, a pesar de su existencia.

6º Téngase en cuenta que la profesión y los profesionales de la Naturopatía son una realidad social en España, y en el mundo entero. En España la ejercen aproximadamente unos veinte mil profesionales, que si consideramos una media de cinco consultas (margen inferior) diarias por cada una de ello, en una jornada normal (incluimos el mes de vacaciones) se llega a la cifra de 19.360.000 (margen inferior) consultas anuales. Además de las actividades a nivel Comunitario.

7º La eficacia de la Naturopatía, del Método natural Aplicado en el Campo de la Salud, está sobradamente demostrado. Es una constante histórica que siempre ha permanecido como un fenómeno y una opción cultural, ha permanecido dentro de las distintas culturas siendo utilizada cotidianamente por muchas personas de todos los niveles culturales.

8º Como toda ciencia, la Naturopatía, que la definimos como Arte antiguo, Ciencia nueva, también ha pasado por las distintas etapas por la que pasan todas las áreas del saber humano., es decir en estos momentos la Naturopatía está pasando por un periodo de formalización y sistematización, apoyándose ineludiblemente en el método hipotético-deductivo-experimental. En la Naturopatía contemporánea se encuentra ya perfectamente definido el método científico. También la Naturopatía tiene un pasado muy grande, pero una historia reciente; al igual que otras ciencias que surgieron a finales del siglo pasado, la Naturopatía también ha pasado por las mismas etapas de racionalización sin olvidar su contenido filosófico.

9º La acción de la Naturopatía no está cubierta por otras profesiones existentes. El papel de la Naturopatía, dentro del marco de la sanidad española está en atender a personas con Métodos Naturales y enseñar a utilizarlos con una serie de objetivos básicos: Autogestión de la Salud, Cultura de la Salud... además de lo expuesto en los apartados anteriores. La evidencia demuestra que existe una preocupación creciente por la salud no tanto en el sentido del derecho a la sanación sino en la emergente Cultura de la Salud; la demanda social de una profesión que responde a esta necesidad va en aumento, y la Naturopatía está cubriendo esta demanda en España, desde hace más de 70 años.

En el art 10º de la Ley General de Sanidad, se recogen los derechos de los usuarios con respecto a distintas administraciones públicas sanitarias: 1. "Al respeto a su persona, dignidad humana e intimidad, sin que pueda ser discriminado por razones de raza, de tipo social, de sexo, moral, económico, ideológico, político o sindical". 3."A que se le de en términos comprensibles, a él y a sus familiares o allegados, información completa y continuada, verbal y escrita sobre su proceso, incluyendo diagnostico, pronostico y alternativas de tratamiento". En una sociedad democrática deben ofrecerse todas las posibilidades para disfrutar de la salud, obtener y alcanzar un Estado Optimo de la Salud y que las personas puedan elegir libremente los Servicios del Naturópata.

10º Se necesita dar cobertura legal a esta profesión, tanto por los argumentos expuestos hasta el momento, como por la apertura de de las fronteras de la Unión Europea que originan la libre circulación de profesionales de la Naturopatía de otros países ya reglamentados al respecto (según se recoge en el Tratado de Roma, Titilo III, art 52 a 56, y en especial el art 57, párrafo 3). La correcta reglamentación y la correspondiente creación de los correspondientes estudios universitarios, supone un beneficio evidente para los usuarios, los profesionales y los Poderes Públicos. La Naturopatía proporciona una asistencia esencial, basada en métodos y tecnología sencillos y naturales, científicamente fundados y socialmente aceptables, a un coste que la comunidad y el país puedan soportar.

Por otra parte la creación de los estudios universitarios correspondientes se ajustan perfectamente a los actuales criterios de reforma universitaria$_2$ cuales son:

- Adaptación a la demanda social diversificada de profesionales.
- Economizar dando como materia un 30% de horas lectivas y evitar materias que son de poco o nula utilidad para el profesional.
- Realizar la especialización lo antes posible como base común imprescindible en un determinad sector o área.
- Tener en cuenta las necesidades mundiales, potenciando estudios que permitan desarrollar en el propio país y en países con menores recursos económicos soluciones efectivas y menos costosas que las ya existentes.

BLOQUE TEMATICO VI
EL perfil profesional del Naturópata

☑ Objetivos

En el terma de este bloque Temático se pretende que el lector y el alumno conozcan perfectamente cuál es el lugar que ocupa el Naturópata en el ámbito profesional. Sus salidas profesionales y cuál es el papel que juega en la sociedad contemporánea.

Y para ello especificamos el siguiente tema:

Tema 22.- Las Metas de la OMS. El Estatuto General se la Naturopatía. Las Categorías Profesionales. Las salidas Profesionales.

Después del desarrollo curricular es necesario pasar a la exposición de los elementos que definen el perfil del profesional Naturópata en su actividad socio-laboral, es decir, una vez descrito el proceso de sistematización de la Naturopatía y justificada su parcelación dentro del área del saber humano y justificada también, su necesidad de enseñarse en el nivel universitario, procede encuadrar la labor profesional del Naturópata en el marco socio-laboral de las Ciencias de la Salud.

El perfil profesional del Naturópata quedaría definido dentro de la sanidad española como Agente de Atención Primaria de Salud, y la Naturopatía queda definida como un sistema de Apoyo a la Sanidad, que pretende completar desde las Areas no Clínicas de la Salud la labor sanitaria en las Areas Clínicas.

En este sentido exponemos los artículos del Estatuto General de la Naturopatía que describen perfectamente el perfil del profesional de la Naturopatía, profesión que se viene ejerciendo en España desde el año 1922 en que D. José Castro obtuviera el diploma de Naturopatía por "**The American Schol of Naturopathy**" y cuya labor se ha ido perfilando a lo largo de los años, principalmente desde la Conferencia Internacional sobre Atención Primaria de Salud celebrada en Alma-Ata en 1978.

En 1977, la Asamblea Mundial de la Salud, el organismo de mayor autoridad dentro de la OMS, adoptó la resolución de que "la principal meta social de la OMS en las décadas venideras debe ser conseguir en el año 2000, todos los ciudadanos del mundo gocen de un nivel de salud que les permita llevar una vida social y económicamente productiva. Según la Conferencia internacional sobre Atención Primaria de la Salud, celebrada en Alma-Ata en 1978, la clave para alcanzar este objetivo es la atención primaria de la salud. El Comité Regional para Europa de la OMS, reunido en Fez, Marruecos, en 1980, adopto como primera prioridad en política sanitaria de sus Estados Miembros una estrategia regional de Salud para todos en el año 2000 y aprobó en 1984, 38 metas que describían el mínimo de progresos a realizar por parte de los países europeos en la mejora de la salud y de los problemas relacionados con ella.

En esta línea, el papel de Naturópata estaría recogido en algunas de las siguientes metas:

Meta nº 13. **Estilos de Vida que conducen a la Salud.** Para 1990, las políticas nacionales de todos los Estados Miembros deberían asegurar la existencia de mecanismos legislativos administrativos y económicos que proporcionasen un amplio <u>apoyo intersectorial y los recursos precisos para la promoción de estilos de vida sanos, asegurando la participación efectiva de la gente a todos los niveles en esa manera de hacer política.</u>

Meta nº 14. **Sistema de Apoyo Social.** Para 1990, todos los Estados Miembros deberían contar con programas específicos que resalten el rol fundamental de la familia y otros grupos sociales en el desarrollo y las <u>tareas de apoyo a los estilos de vida saludables</u>

Meta nº 15 <u>**Conocimiento y motivación para una conducta sana.**</u> Para 1990, los programas educativos de todos los Estados Miembros deberían hacer hincapié en el <u>conocimiento, la motivación y las habilidades que la gente precisa para adquirir y mantear la salud.</u>

Meta nº 16. **Promover comportamientos positivos para la salud.** Para 1995 deberían producirse en todos los Estados Miembros incrementos significativos en los comportamientos positivos para la salud como <u>una nutrición equilibrada, no fumar, una actividad física adecuada y un buen dominio de las tensiones nerviosas.</u>

Meta nº 17. **Disminución de los comportamientos dañinos para la salud.** Para 1995   deberían producirse en todos los Estados Miembros descensos significativos en los comportamientos dañinos para la salud, como <u>el abuso del alcohol y los productos farmacéuticos, el uso de drogas ilícitas y sustancias químicas peligrosas,</u> la conducción temeraria en la carretera y la conducta social violenta.

Meta nº 18. **Políticas para un medio ambiente sano.** Para 1990, los Estados Miembros deberían contar con políticas multisectoriales que <u>protegiesen al medio ambiente de modo efectivo contra los riesgos para la salud,</u> asegurasen que la comunidad es consciente de ellos y se implique a este nivel, y apoyasen al mismo tiempo, de este modo efectivo, los esfuerzos para doblegar los peligros de este tipo que afectan a más de un país.

Meta nº 22. **Vigilancia de los alimentos.** Para 1990 todos los Estados miembros deberían de haber reducido de modo significativo los riesgos para la salud derivados de la   contaminación de los alimentos, así como haber puesto en práctica medidas para <u>proteger a los consumidores frente a los activos nocivos.</u>

Meta nº 28. **Contenido de la Atención Primaria de la Salud.** Para 1990, el Sistema de Atención Primaria d Salud de todos los Estados Miembros debe proporcionar una <u>amplia gama de servicios de promoción de la salud,</u> curativos, rehabilitadores y <u>de apoyo,</u> que hagan frente a las necesidades sanitarias básicas de la población, prestando atención especial a los individuos y grupos de alto riesgo vulnerables y desatendidos.

Meta nº 37. **Educación del personal de otros sectores para apoyar la estrategia "Salud para todos".** Las estrategias de Salud para Todos se apoyan en enorme medida en las acciones emprendidas por sectores situados por fuera del campo sanitario, <u>La gente que trabaja</u>

<u>en sectores relacionados con la salud, apoyaría los ejes y programas de la salud para todos si la política pública hiciese hincapié en que la protección de la salud es también una preocupación clave para otros sectores distintos al sanitario;</u> es así mismo transcendental que los programas de formación de otras personas pongan énfasis en las razones por las cuales deben apoyar de modo activo las actividades de salud para todos.

En el Estatuto General de la Naturopatía se refieren al respecto los artículos nº 10, donde se recogen las principales competencias del profesional de la Naturopatía, el articulo nº 11 y el anexo II al art.11, donde se recogen los elementos con los que cuenta el Naturópata para realizar su labor profesional.

Art.10º. Competencias del Naturópata

1) El campo de actuación del Naturópata está en las aéreas no clínicas de la Salud (1.). Por tanto, la Naturopatía se constituye como "Servicio de Apoyo" a la Sanidad.

2) La función profesional específica de los Naturópatas va dirigida hacia todo aquel público que por propia convicción desea seguir Normas de Conductas Saludables, basadas en los principios del respeto integrador a la Naturaleza (Aplicación de los Agentes Naturales de Salud para alcanzar un Estado Optimo de Salud, Educación para Armonizar al ser humano y la Sociedad con la Naturaleza, Técnicas de Elección de Estilo de Vida Saludables en Armonía con la Naturaleza, Conducta relacionada con el respeto a la Naturaleza, Conducta encaminada a utilizar los recursos, remedios y medidas higiénicas naturales para la autogestión de la salud, Promocionar salutistamente el uso de elementos que racionalicen los recursos naturales).

3) Hacer una correcta Evaluación del Estado de Salud y señalar las normas de conducta, higiene y alimentación más adecuados para mantener un Estado Optimo de Salud

4) Los programas de Salud, (elaborados por el Naturópata) no tendrán finalidad terapéutica, sino finalidad exclusivamente Higiénica o Salutista, al objeto de estimular a las personas a adoptar un concepto de salud positiva y patrones de conducta más saludable en Armonía con la Naturaleza.

5) El Naturópata puede atender complementariamente a toda persona enferma siempre y cuando la misma se halle previamente bajo un correcto diagnostico medico. El programa de Salud se adaptará como complemento y nunca sustituyendo a las normas establecidas por el profesional médico correspondiente.

6) El Naturópata, dentro de sus funciones impartirá la educación relativa a la salud de la comunidad con el fin de contribuir a la formación de una conciencia saludable sobre la problemática ecológica.

7) El Naturópata cooperará con las Autoridades Sanitarias si así se lo requieren en la planificación de actividades que permitan controlar el medio ambiente y sean relativas al mejoramiento de la atención de la salud comunitaria.

8) Los Naturópatas participarán en las acciones que ejercite o desarrolle la Comunidad respecto a sus propios problemas de salud.

9) El Naturópata participará en los programas tendentes a reducir la acción nociva de los elementos químicos, biológicos o físicos causados por la industria y otras actividades humanas con el fin de contribuir a la mejora de la calidad de vida de la Comunidad.

10) El Naturópata participará en equipos multidisciplinarios que desarrollen investigaciones epidemiológicas y experimentales dirigidas a obtener información sobre los riesgos ambientales que puedan afectar a la salud, a la mejora de la vida y a la calidad del trabajo, determinando las acciones y evaluando los efectos de la intervención naturopática.

11) El Naturópata llevará a cabo Programas de Educación y Promoción de la salud en el seno de la Sociedad, en orden de promocionar el consumo de alimentos de origen vegetal. Así mismo propondrá, previos los estudios pertinentes, el uso de agentes nobles en la agricultura para la siembra de productos vegetales comestibles biológicos y procurará que se eviten los agentes químicos nocivos en los cultivos agrícolas, lo mismo para la siembra que para el alimento del ganado.

12) El Naturópata colaborara en los Programas de Promoción de la Salud poniendo al servicio del logro de esa función social sus conocimientos científicos y conducta ética en el desarrollo de los diferentes programas que se planifiquen con ese objetivo.

13) Así mismo colaborará con organismos, instituciones o asociaciones que tengan por finalidad la creación y desarrollo de prevención y atención a minusválidos e incapacitados, así como a marginados sociales.

14) El Naturópata diseñará o participará en Programas tendentes a mejorar los espacios libres que posibiliten un encuentro del niño con la Naturaleza.

15) En el ámbito de su competencia profesional, el Naturópata será responsable de los programas de Educación para la Salud dirigidos a la Tercera Edad.

16) En el ámbito de la Sanidad pública, el Naturópata actuará como Agente de Atención Primaria de la Salud. Al constituirse la Naturopatía como "Servicio de Apoyo" a la Sanidad, la participación de los Naturópatas en el sector público se hará previo acuerdos puntuales entre las Organizaciones Profesionales y la Administración central o las Administraciones con competencia a tales efectos.

17) En el sector privado las Organizaciones Profesionales llegarán a acuerdos puntuales con las Empresas de Salud privadas para ofertar los servicios de los Naturópatas asociados.

Así pues, llegados a estos términos, cabe preguntarse cuales son las salidas profesionales de la Naturopatía en la sociedad actual y en un futuro no muy lejano. Para responder a esta pregunta recogemos lo expresado en el artículo 11º del Estatuto general de la Naturopatía:

Art.11º.Categorias profesionales

Bajo el término semántico de Naturopatía se agrupan todas aquellas actividades profesionales que se realizan en áreas no clínicas de la salud y que utilizan el método natural en el campo de la salud

En esta línea, se establecen las siguientes categorías profesionales en la Naturopatía:

(1)Categoría de Técnico Auxiliar de Naturopatía (TN)

Actividades:- Ayudante de laboratorio de productos naturales, comercial de productos naturales, ayudante de herbolario auxiliar de consulta, y todas aquellas actividades en las que sea solicitada los servicios de un Técnico Auxiliar de Naturopatía.

En esta categoría están incluidos todos aquellos que hayan realizado un mínimo de 240 horas en algunas de las Áreas de conocimiento de la **Naturopatía Aplicada.**

- Naturopatía Alimentaria
- Estímulos Naturales
- Naturopatía Fitocomplementaria
- Naturopatía Manual
- Naturopatía Funcional
- Naturopatía Energética
- Naturopatía Sensorial
- Naturopatía Psicofísica.

Trabajarán por cuenta ajena

(2) Categoría en Graduado en Naturopatía (G.N)

Actividades:- Además de las mencionadas en la primera categoría, compete ser: Director de establecimientos de productos dietéticos, herbolarios y afines[5], Visitador Naturópata[6], Director Técnico en empresas de Herbodietetica y Afines[7], Profesor ayudante (enseñanza) de Naturopatía[8], Director de Revistas y Afines, consultor[9] en centros de Yoga y Afines, Consultor en equipos deportivos y gimnasios, consultor en centros de Estética, herbólogo, higienista, trofólogo, técnico acupuntor, técnico en Flores de Bach, quiropráctico, digitopuntor, técnico en oligocatalisis, reflexólogo, Shiatsu-masajista, Kinesiólogo, monitor de Yoga y técnicas psicofísicas, y todas aquellas actividades profesionales que en su praxis utilicen los Agentes Naturales de salud (sol, agua, tierra, elementos funcionales elementos energéticos, elementos manuales, elementos sensoriales...

En esta categoría están incluidos todos aquellos/as que hayan realizado un mínimo de 2500 horas (tres cursos de Naturopatía).

Trabajarán por cuenta propia o ajena

(3)Categoría de Experto en Naturopatía (E.N)

Actividades:- Además de las recogidas en el apartado anterior compete, también ser: diplomado en M.T.C, homeópata. Director de laboratorio de productos de alimentos naturales[10], remedios naturales y homeopáticos; consultor en macrobiótica, consultor en técnicas psicofísicas, Director de Escuelas medias de Naturismo o masajes, Profesor titular[11] (en centros de enseñanzas) de Naturopatía, Consultor en Hoteles y Camping naturistas, Consultor en centros de salud natural[12].

En esta categoría están incluidos todos aquellos que estando en posesión de un diploma de NATUROPATÍA (equivalente a un mínimo de 2500 horas) han realizado estudios complementarios en algunas de las Áreas de conocimiento de la Naturopatía, o en todas.

- Área de Naturopatía Fundamental
- Área de Naturopatía Descriptiva
- Área de Naturopatía Experimental
- Área de Naturopatía normativa
- Área de Naturopatía Aplicada

Y Habiendo completado un mínimo de 4200 horas de estudios.

Patronos de los Técnicos auxiliares de Naturopatía y Graduados en Naturopatía.

(4)Categoría de Máster en Naturopatía (M.N)

Actividades.- Además de las categorías anteriores compete ser Director de Escuela Superior de Naturopatía y Masajes[13], Coordinador de Departamentos en Naturopatía (enseñanza). Trabajador y Empresario de todas las áreas y niveles de salud y docencia según lo prescrito en la Naturopatía. Director de servicios de Naturopatía[14].

En esta categoría están incluidos todos aquellos /as que estando en posesión de la categoría profesional de Experto y han realizado un curso equivalente a 850 horas siguiendo una programación que cubra las cinco Areas de conocimientos de la Naturopatía.

(5)Categoría de Naturólogo (M.C.N)

Actividades:- Es la cualificación máxima de los estudios y practicantes de las Ciencias del la Salud. Investigador de base en el Arte y las Ciencias de la Salud. Para obtener esta categoría es un requisito básico el estar en posesión de las otras categorías o haber demostrado una experiencia o calificación profesional equivalente.

(6) La Categoría Honorifica de **MAGISTER NATURA**, se entregara a todos aquellos profesionales que a lo largo de toda su actividad profesional hayan contribuido al desarrollo y consolidación de la Naturopatía como Ciencia de la salud, y que además hayan llevado un estilo de vida acorde con los principios de la filosofía naturista y la higiene vital.

Como hemos podido ver las salidas profesionales del Naturópata van a depender del nivel de cualificación y del esfuerzo conjunto y decidido del Gremio del área de la Salud Natural (Profesionales Naturópatas, Centros de Herbodietéticas y Empresas de Herbodietetica

Notas al Bloque Temático N° 5

1. Averroes   decía que cuando ha fracasado el régimen -
   entendido como Estilo de vida Saludable-   y   la
   enfermedad se adueña del organismo, puede ocurrir bien
   que evolucione espontáneamente -mediante recursos
   naturales- o que necesite la ayuda de la medicina. Y
   Simón Vicente Benedé, Naturópata contemporáneo, dice
   que donde acaba la Naturopatía empieza la Medicina.
   La salud tiene una expresión natural y a ella hay que
   recurrir en una primera instancia antes de recurrir a
   elementos de intervención más drásticos y costosos.

2. En la solicitud presentada a la Conserjería de salud
   de la Junta de Andalucía para la Ordenación Profesional
   y de los servicios de la Naturopatía en Andalucía.
   (7/7/93), se exponen, entre otros los siguientes
   argumentos:
   En la Orden de 2 de Septiembre de 1985 por la que se
   aprueba el Reglamento General de Organización y
   Funcionamiento de los Centros de Atención Primaria de
   Salud en Andalucía (B.O.J.A   n° 90 de 19 de
   Septiembre), Titulo V, artículo 24, se recoge:
   "El conjunto de los profesionales sanitarios y no
   sanitarios de los Centros de Atención Primaria de la
   zona Básica de Salud comprenden:

   >   (......)
   >   b) Personal no sanitario
   >   (......)
   >   4. Servicios Especiales

   Y en el Decreto 195/1985 de 28 de Agosto sobre
   Ordenación de los Servicios de Atención Primaria de
   Salud en Andalucía (B.O.J.A   n° 89 de   14 de
   septiembre), Sección 4ª, articulo 23, apartado b) dice
   lo siguiente:
   "Otro personal en los términos en que se especifique".

3. Reagrupación semántica, es decir agrupar bajo una misma
   denominación las distintas actividades ejercidas y   que
   correspondían tanto con la definición de la actividad
   como por su necesidad social. Por ejemplo, hasta la

unificación de la profesión médica, que se realizó en 1828, existían los médicos puros, médicos protomédicos….Orto ejemplo; cuando se creó la profesión de A.T.S; según el Decreto de 4 de diciembre de 1953, fue con la unificación de Practicantes, Enfermeras y Matronas.

4. Esta actividad tiene una gran proyección de futuro debido a la transformación necesaria que está teniendo el sector de la Herbodietéticas.

5. Esta salida profesional proporciona una solución a una de las problemáticas que plantea el sector de la Herbodietetica: la formación y titulación de los profesionales del ramo. Un Naturópata bien formado, con una formación curricular entre 1600 y 2400 horas es el profesional idóneo para cubrir esta labor.

6. Cada vez es más la exigencia de una adecuada formación de los representantes que acuden a nuestras consultas de Naturopatía., debido, principalmente, a que la formación del Naturópata es cada vez más amplia y la exigencia del publico es cada vez mayor por tanto este puesto de trabajo cubre la idoneidad de la profesión del Naturópata en todas las facetas del ramo. Ya desde las Asociaciones Profesionales de Naturópatas. se ha instado a algunas empresas de Herbodietéticas que soliciten los servicios de un Naturópata para cubrir las plazas de representantes que en este caso se denominarían Visitadores Naturópatas.

7. Actualmente son pocas (o casi ninguna) las que tienen esta categoría profesional cubierta por un Naturópata, la mayoría son titulados médicos o farmacéuticos. Pero a medida que se vaya elevando el nivel profesional de la Naturopatía estas plazas (independientemente de por ley obliguen a tener un medico o farmacéutico).

8. Esta es una salida profesional muy importante debido a que la formación del Naturópata va a depender directamente de la calidad y categoría profesional del profesor,   por tanto para evitar el intrusismo pseudoeducativo de personas no muy formadas, desde las Asociaciones Profesionales de Naturópatas; a través del P.O.G.S.E.N. se insta a los centros docentes a que

las plazas   de profesores ayudantes sean cubiertas exclusivamente por Graduados en Naturopatía.

9. La figura del consultor en todos estos establecimientos es una tarea importante debido a la gran demanda social de servicios de salud natural aplicado como complemento en las actividades descritas.

10. Esta salida profesional es muy interesante en un futuro inmediato ya que en el curriculum de la formación del Naturópata, en los Programas Expertos se recoge este itinerario didáctico para todos aquellos profesionales que quieran dedicarse a esta actividad.

11. La titularidad de una plaza de profesor de Naturopatía compete a un experto, debido a la responsabilidad que conlleva esta tarea educativa de cara a la futura formación de los profesionales Naturópatas, por tanto las experiencias de calidades conllevan la necesidad de una mayor formación de los profesionales docentes del gremio.

12. Esta salida profesional está en una fase reivindicativa ya que estas plazas no están cubiertas del todo por naturópatas.   Las Asociaciones Profesionales de Naturópatas tienen suficientes datos para decir que la mayoría de estas plazas están cubiertas tanto por los que practican el intrusismo pseudocientífico como por los llamados "médicos naturistas", y en esta línea las Asociaciones Profesionales de Naturópatas están arbitrando los medios justos y necesarios para que estos puestos de trabajo, por cuenta ajena, sean cubiertos por Naturópatas.

13. La dirección de centro de enseñanzas sea de la índole que sea, y en este caso de la Naturopatía, conlleva una gran responsabilidad, por lo que su formación tiene que haber cubierto un mínimo de cursos y horas que le acrediten con un experto profesional; y por otro lado, y seguimos insistiendo evitar el intrusismo pseudocientífico de que cualquiera se ponga a impartir enseñanza de Naturopatía.

14. Esta es una salida profesional en un plazo medio, ya que todavía existen muy pocos Centros de Salud Natural

privados que puedan ofertar estas plazas. En Sevilla existió una experiencia piloto a través del Instituto Andaluz de Naturopatía donde la plaza de director General la ocupa un Naturópata.

EPILOGO

Partimos de una serie de preguntas para fundamentar el hecho de la Naturopatía como área del saber humano y como realidad social que llegados a este punto han sido sobradamente respondidas.

- ¿La Naturopatía es una ciencia o es un saber exclusivamente empírico?
  La Naturopatía es una Ciencia

- ¿La Naturopatía es un saber autónomo o es una parte de la medicina?
  La Naturopatía es un saber autónomo

- ¿La Naturopatía puede tener un estatus dentro del marco de las ciencias de la Salud o de las medicinas Alternativas?
  La Naturopatía tiene su estatus dentro del marco de las Ciencias de la Salud

- ¿La Naturopatía tiene un claro y definido marco conceptual o toma prestado sus conceptos de la medicina o áreas sanitarias?
  La Naturopatía tiene su propio marco conceptual

- ¿Existe una definición clara de Naturopatía que le de un soporte de diferenciación en el marco de las Ciencias de la Salud.
  La Naturopatía tiene una definición clara dentro del área de las ciencias de la Salud.

- ¿Existe alguna clasificación sistemática de la Naturopatía, al igual que ocurre con otras áreas del saber humano?
  Al igual que otras áreas del saber humano la Naturopatía tiene su propia clasificación sistemática

- ¿Existen una serie de elementos que conformen la praxis naturopática claramente diferenciados y diferenciadores de otras praxis sanitarias?
  La praxiología naturopática tiene su propia idiosincrasia.

- ¿Existe un perfil profesional del Naturópata que no entre en conflicto socio-laboral con otros profesionales de la salud?
  Existe un perfil profesional del Naturópata perfectamente definido dentro del marco de las Ciencias de la Salud.

- ¿Se puede elaborar un curriculum para la Naturopatía que conlleve un encuentro armonioso con las otras disciplinas de las Ciencias de la Salud?
  La Naturopatía tiene un diseño curricular que le dota de una identidad propia sin entrar en conflicto con las otras disciplinas que conforman las Ciencias de la Salud.

- ¿Da respuesta la Naturopatía a los grandes retos que se plantean sobre la salud en la sociedad contemporánea?
  La Naturopatía es un elemento catalizador en la nueva Cultura de la Salud.

- ¿Existen estructuras profesionales, tanto a nivel de conocimiento como deontológico, para asistir a la demanda social?
  La estructura profesional la dinamizan en España diversas Asociaciones Profesionales de Naturópatas junto con el entramado social que se está formando.

- ¿Es una realidad laboral, hoy en día, la Naturopatía o solamente es un subproducto del intrusismo pseudocientífico?
  La Naturopatía es hoy en día una realidad laboral con sus responsabilidades: laboral, administrativa, civil, penal y corporativa.

- ¿Existe una casuística Naturopática o simplemente una suma de terapias naturales sin orden ni concierto?
  La Naturopatía tiene un orden lógico que fundamenta su metodología y su praxiología.

- ¿Se puede hablar del ámbito natural de la salud con su correspondiente procedimiento científico?
  El ser humano tiene su dimensión natural, tiene el atributo de la Salud, por tanto, tiene una dimensión natural de la salud que es objeto de estudio de una disciplina científica denominada NATUROPATÍA.